普通高等教育"十二五"应用型本科规划教材

医务社会工作

主编　王卫平　郑立羽

编委（按姓氏笔画为序）

王卫平　许丽英　吴任慰

郑立羽　祝　韵　谭卫华

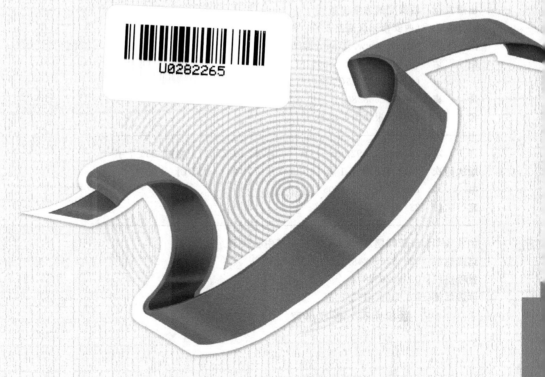

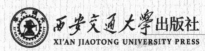
西安交通大学出版社

XI'AN JIAOTONG UNIVERSITY PRESS

图书在版编目(CIP)数据

医务社会工作/王卫平,郑立羽主编.—西安：
西安交通大学出版社,2015.8(2024.7重印)
普通高等教育"十二五"应用型本科规划教材
ISBN 978-7-5605-7798-2

Ⅰ.①医… Ⅱ.①王…②郑… Ⅲ.①医学—社会工
作—高等学校—教材 Ⅳ.①R19

中国版本图书馆 CIP 数据核字(2015)第 192985 号

书 名	医务社会工作	
主 编	王卫平 郑立羽	
责任编辑	李 晶	

出版发行 西安交通大学出版社
　　　　　(西安市兴庆南路 1 号 邮政编码 710048)
网 址 http://www.xjtupress.com
电 话 (029)82668357 82667874(市场营销中心)
　　　　　(029)82668315(总编办)
传 真 (029)82668280
印 刷 西安日报社印务中心

开 本 787mm×1092mm 1/16 印张 10.375 字数 236 千字
版次印次 2015 年 8 月第 1 版 2024 年 7 月第 10 次印刷
书 号 ISBN 978-7-5605-7798-2
定 价 23.00 元

如发现印装质量问题,请与本社市场营销中心联系。
订购热线:(029)82665248 (029)82667874
投稿热线:(029)82668803
读者信箱:med_xjup@163.com

版权所有 侵权必究

医务社会工作 前言
FOREWORD

2006 年 10 月 11 日，中国共产党第十六届中央委员会第六次全体会议通过《中共中央关于构建社会主义和谐社会若干重大问题的决定》明确提出："造就一支结构合理、素质优良的社会工作人才队伍，是构建社会主义和谐社会的迫切需要。"2009 年 4 月，《中共中央 国务院关于深化医药卫生体制改革的意见》中指出："要构建健康和谐的医患关系，开展医务社会工作，完善医疗纠纷处理机制，增进医患沟通。"这为我国医务社会工作专业人才的培养提供了明确的政策指导。医务社会工作是社会工作专业服务的基本领域之一，是现代医疗卫生事业体系里的一个重要组成部分，在构建和谐医患关系、改善医疗环境、推动医师社会支持系统的建立及促进我国医疗卫生事业健康发展等方面起着重要作用。

本教材主编单位福建医科大学是全国第一个开设社会工作专业的医学院校，依托学校高等医学院校悠久的办学历史和深厚的办学底蕴及现有办学资源，培养医务社会工作专业人才。福建医科大学社会工作系的医务社会工作课程从 2005 年开设至今，经过多年的反复实践与认证，已经形成了较为成熟的体系。同时，结合近十年的医务社会工作的医院临床实践及社区实践，充实了课程案例。本书以多年的医务社会工作教学与实践为基础，以技巧为核心，突出知识运用和对实际实践的指引，以运用为导向，在以技巧为本的基础上，结合案例进行知识的整理及阐释。

本教材共八章，主要分成四个部分：第一部分是基本概念与基础知识；第二部分是医务社会工作的主要技巧和方法；第三部分是医务社会工作各领域工作重点；第四部分是医务社会工作行政管理。

各章参编人员及分工为：第一章，王卫平；第二章，祝韵；第三章，吴任慰；第四章和第五章，许丽英；第六章和第七章，郑立羽；第八章，谭卫华。感谢中国社会工作教育协会对福建医科大学社会工作系的指导和关心，感谢全体编写人员为本书所付出的辛勤劳动，感谢王国祥教授提出的宝贵意见。

医 务 社 会 工 作

本书作为普通高等教育"十二五"应用型本科规划教材，选题得到立项，由中国高等教育学会组织，由西安交通大学出版社出版，在此表示感谢！本书参编人员虽然都是来自医务社会工作教学一线的教师，但在医务社会工作的实务探索上还有一定差距，因此，难免会出现疏漏，希望广大读者提出宝贵意见，以便对本书进行修订，使之更为完善。

作　者

2015 年 6 月

医务社会工作 **目录**
CONTENTS

第1章　医务社会工作导论

第2章　医务社会工作理论基础

第3章　我国医务社会工作实务环境

第4章　医务社会工作方法与流程

第1章 医务社会工作导论

本章介绍医务社会工作概念、医务社会工作起源和发展、医务社会工作者任职基础与要求。要求把握医务社会工作概念;了解中国医务社会工作发展的现状和医务社会工作发展的目标;掌握医务社会工作者的任职基础和要求及医务社会工作的价值伦理观与专业特征。

第一节 医务社会工作概念

医务社会工作概念反映特定时空处境下社会结构特征与福利文化的取向,它的含义随着时代的变化不断丰富,医务社会工作先后以不同名称出现,这反映了人们对医务社会工作的认识也在不断深化。

一、社会工作与医务社会工作

(一)社会工作

社会工作概念是理解医务社会工作本质和精髓的核心概念,社会工作一词是由英语social work 直译而来,字面涵义是"社会服务",我们要从其产生的特定社会处境与历史背景全面、系统、动态的考量。美国社会工作者协会(NASW)对社会工作所下的定义:"社会工作是一种专业活动,用以协助个人、群体、社区去强化或恢复能力,以发挥其社会功能,并创造有助于达成其目标的社会条件。"日本将 social work 翻译为"社会事业"和"社会福祉",准确地表达了社会工作的基本含义,即社会福利服务,是帮助有困难的个人、家庭、群体、组织和社区,解决社会问题和改善生活质量的职业性社会服务活动,是专业化和福利性的帮助服务。我国学者王思斌定义为"社会工作是以利他主义为指导,以科学的知识为基础,运用科学的方法进行的助人服务活动。社会工作的本质是一种助人活动,其特征是提供服务。更确切一点说,社会工作是一种科学的助人服务活动,它不同于一般的行善活动"。

(二)社会工作者

社会工作是社会工作者的职业行为,从事社会工作的专业人员称为社会工作者,简称社工。美国社会工作者协会将社会工作者界定为:"运用知识和技巧为包括个人、家庭、团体、社区、组织和社会在内的案主提供社会服务,一般毕业于社会工作学院的人员。社会工作者帮助人们提高解决问题的能力,帮助他们获得所需求的资源,促进个体与人们及其环境的互动,促使组织负起对人们的责任,影响社会政策。"英国社会工作协会对社会工作者的定义:"社会工作者是受雇于社会服务机构或相关组织,在其雇佣契约中明确规定其社会工作者身份,在社会工作实务领域履行义务的专业工作者"。

我国人事部、民政部《社会工作者职业水平评价暂行规定》和《助理社会工作师、社会工作师职业水平考试实施办法》中指出:"本规定适用于在社会福利、社会救助、社会慈善、残障康复、优抚安置、卫生服务、青少年服务、司法矫治等社会服务机构中,从事专门性社会服务的专业技术人员。"由此可见,我国将社会工作者界定为:在社会服务机构中运用各种专业知识、技能和方法,为弱势群体和需要帮助的人群提供专业服务的职业人员。

社会工作的工作方法可分为直接服务与间接服务,社会工作者直接对当事人提供服务时使用的工作方法称为直接服务,其他则为间接服务。直接服务又可细分为个案工作、团体工作、社区工作。间接服务的层面较广,包括社会工作行政、社会工作研究、社会工作督导、社区组织与社区发展、社会政策与社会计划等。

社会工作主要存在于社会服务领域,社会工作者遵循助人自助的价值理念。综合运用社会工作专业知识和方法,一方面是为弱势群体和困难群众提供社会服务,服务对象有儿童、青少年、妇女、老年人、残疾人、贫困者、失业者、吸毒者等;另一方面是在一些特定机构中开展的社会服务,如在大、中小学开展学校社会工作,促进学生身心健康发展;在医院和社区卫生机构开展医疗社会工作,调节医患关系,解决影响健康的心理和社会问题;在监狱和社区开展矫正社会工作,帮助犯罪人员回归主流社会;依托社区或非营利机构开展家庭社会工作,促进家庭和谐;在企业中开展企业社会工作,保护职工权益、协调劳资关系、缓解职业压力、促进员工职业生涯发展等。它与人们把本职工作之外的福利性、公益性和非专业性助人活动的社会工作有本质不同。社会工作者与一般的义工、社区专职工作者、心理咨询师有所不同。

义务工作者简称"义工",也称"志愿者",指基于社会责任及义务,自愿提供各种资源进行社会公益活动,自愿贡献自己的时间、精力、技能,为促进社会的改善和发展,无偿参与社会服务却不求回报的人。其服务范围非常广泛。志愿者与社会工作者的区别在于,只要具有社会公益心的人并且有能力为他人提供服务的人都可以成为志愿者;社会工作者则是薪酬受薪人员,是一种谋生的职业、价值观遵循严格的专业理论和价值观,具有专业知识和技巧,还需有执业资格和获得严格的从业资格认证,不是人人都可以从事的。

社区专职工作者是指专门从事社区居委会工作的主任、副主任和委员。社区专职工作者由通过社会公开招考的人员和社区居民中的离退休人员组成。心理咨询师是指运用心理学及相关学科的专业知识,遵循心理学原则,通过心理咨询的技术与方法,帮助求助者解除心理问题的专业人员。

社会工作者与心理咨询师、思想政治工作者的相同之处在于,三者都关注对象的心理反应和思想变化,注重思想意识的教育和情绪的疏导。社会工作者更加注重秉持社会工作的价值理念,把案主视为"人在情境中",并挖掘社会资源帮助案主自助,心理咨询师则只限于观察对象的心理反应和交谈;社会工作与思想政治工作的不同,还在于社会工作本着服务助人的理念,强调平等、尊重,而思想政治工作是以教育宣传为导向,注重教育和改造的理念。

社会工作作为一种制度化的助人活动,它帮助社会上的贫困者、老弱者、身心残障者和其他不幸者;预防和解决部分经济困难或生活方式不良而造成的社会问题;开展社区服务,完善社会功能,提高社会福利水平和社会生活素质,实现个人和社会的和谐一致,对于受助者及整个社会都有积极的贡献。

（三）医务社会工作与医务社会工作者

1.医务社会工作

19世纪末医务社会工作诞生在西方国家，首先从医院社会工作起步，服务范围主要局限于医院和病房范围之内，服务对象主要是患者。因此医务社会工作的传统概念是以疾病的治疗与康复为过程，以患者的问题为中心。医务社会工作的任务是在医院中协助医生，协助患者及其家属解决与疾病相关的心理、社会、经济、文化、环境、职业等问题，以提高医疗效果，重点是在医院对患者开展社会工作服务。1955年，美国社会工作者协会对医务社会工作的定义："医务社会工作是在医院或其他健康照顾机构中实施的促进健康、预防疾病并帮助患者和他们的家庭解决与疾病相关的社会和心理问题的社会工作实务。"

20世纪80年代以来，在经济社会不断发展、人们健康需求多样化等方面的影响下，医学模式也由传统的生物模式转向生物—心理—社会模式。医学照顾开始由治疗转向预防、对健康的促进与保护等方面。在这一转变之下，医务社会工作的内涵得到了全面的发展。即由医院社会工作阶段起步，转型到健康照顾社会工作阶段。医务社会工作的服务对象和工作范围已超出医院和临床医疗的医学范围，服务范围延伸到公共卫生、预防疾病、社区照顾、社区支援、社会工作行政、政策倡导、理论研究。相应工作职责也超越"生理疾病治疗"界定，提高到健康照顾服务层次，凡是与人类健康状况有关的领域都是医务社会工作者的职责范围和服务领域。关于医务社会工作的含义尚未统一，学界观点不尽相同，主要有以下几种观点。

医务社会工作是围绕病患的各种社会问题所展开的服务。学者莫藜藜认为"医务社会工作是社会工作人员运用社会工作知识与技术在医疗卫生机构从社会与心理层面处理病患的问题，以医疗团队之一员的身份，共同协助病患及家属排除医疗过程中之障碍，不但促使疾病早日痊愈、病患达到身心平衡，并使因疾病而产生之各种社会问题得以解决，同时促进社区居民之健康"。

医务社会工作是围绕医疗与保健项目而开展的社会服务形式。中国人民大学学者隋玉洁等人认为"医务社会工作是在医疗和公共卫生项目下展开，主要是将社会工作的知识、技巧、态度和价值观念应用于卫生保健领域。社会工作主要针对由于社会和环境压力所致的疾病、社会和环境压力导致的社会功能失调及社会关系破裂。社会工作在疾病的探查、诊断和治疗等方面，以对正常发挥角色功能有影响的社会、心理、环境因素为切入点，介入医学和相关专业的工作"。

医务社会工作是围绕医院管理行政性服务。学者秦燕认为"医务社会工作者不仅在医院中扮演重要角色，并且包含医疗和行政事务的性质，行政事务亦即公共关系、基金募集及研究训练等工作。医务社会工作者之职责主要是配合医生的作业，从事预防、治疗和伤残复健等措施，运用社会工作专业方法来协助患者解决其有关的经济、家庭、职业、心理等问题，以提高医疗效果"。

医务社会工作是以实施医疗卫生保健机构的特性来界定。学者廖荣利认为"医疗社会工作以实施医疗卫生保健机构的特性分为医务社会工作、公共卫生社会工作、精神病理社会工作及复健社会工作四种。不论哪一种医疗社会工作，主要是运用社会工作的专业知识与技术，对于疾病的预防、治疗、康复、复健及有关经济的、社会的、情绪的，以及家庭方面的内容所进行的专业服务"。

医务社会工作是围绕医疗过程而进行的专业服务。北京大学学者刘继同认为"医务社会工作是指在医疗服务机构中，社会工作者秉承特定的价值观念，运用社会工作的专业知识、方法与技巧，在医疗团队中协助患者和家属解决因疾病而引起的各种关系问题，减轻个体痛苦，缓解人际冲突，促进疾病的预防、治疗与康复，从而增强社会凝聚力，提高人们的健康生活水平"。

以上所列举的这些定义，从运用的手段、服务的内容、目的及方法等方面界定医务社会工作，反映了医务社会工作的性质。鉴于我国现阶段社会发展及医药卫生体系架构，本书认为医务社会工作的概念可以从广义和狭义两个方面去进行界定。狭义的医务社会工作是指在医疗机构围绕医疗过程运用专业理论和方法而展开的社会工作服务活动，其内容主要是协助患者与家属解决与疾病相关的心理和社会问题，协调医患关系，发掘与提供患者所需要的社会资源。广义的医务社会工作是把社会工作的专业知识和技术应用到医疗、卫生、保健机构及与健康服务有关领域而开展的社会工作服务活动，其内容主要是积极开发和利用社区与社会资源，协助患者与家属解决与疾病相关的社会、经济、家庭、职业、心理等问题，促进对疾病的预防和对健康的保护。

在理解医务社会工作概念时需把握，狭义的医务社会工作是整个医务社会工作的主体和最核心的组成部分。虽然随着服务对象、工作范围的不断扩大，医务社会工作以不同的名称出现，如医院社会工作、医务社会工作和健康照顾社会工作，但其概念构成的要素基本不变，以社会福利服务专业价值观与专业伦理为指导；其实质和精髓是为患者、家属和公民提供免费和以公民社会权力为基础的社会福利服务；追求的目标是社会公平与社会平等，健康公平与健康平等；主要服务对象是患者、家属等弱势群体和所有需要帮助的困难人群；其主要作用是解决服务对象的心理问题和因疾病导致的其他社会问题，直接改善他们的健康状况和生活环境，间接改变和影响宏观的社会环境、制度安排与政策模式；运用专业的助人技巧和组织化、制度化服务方法，而不是单纯的社会关怀和无私奉献；其运行机制是及时回应不断变化的社会需要，有效解决服务对象面临的各种社会问题。

2.医务社会工作者

根据医务社会工作概念的界定，我国医务社会工作者也可以从广义和狭义划分。广义的医务社会工作者是泛指在健康服务相关的服务领域中就业的社会工作者，主要分布在卫生系统、计划生育、环境保护、医疗保险和民政福利事业中。狭义的医务社会工作者主要指在卫生系统中工作的社会工作者，他们是医务社会工作者的主体，是指在医院等医疗卫生机构中主要为患者提供心理关怀、社会服务的专业社会工作者，是专门为患者提供"非医学诊断和非临床治疗"、解决患者心理问题和社会问题的专业人员。

医务社会工作者与非专业医务社会工作者的区别在于，非专业医务社会工作者是指在我国医疗卫生服务领域中实际从事的社会工作服务的人员，他们与医务社会工作者服务的对象和工作的助人性质是相同的，但他们没有接受过专业的社会工作相关训练，主要利用社会行政的方法去解决问题，医务社会工作者则是运用个案、小组和社区工作的专业方法为案主服务。

医务社会工作者与医护人员的区别，医学最主要是病理、生理学方面的知识，重视事实与结果,受到社会高度的专业肯定,在对患者角色和权利上医生常扮演决定者的角色,医师的专业规范重在自治、自律及自我依赖。护士的主要职责是患者的临床护理,工作范围主要局限于临床患者的医学护理。社会工作的知识体系,注重价值,强调"关系"、支持、问题解决、团体动力及系统分析,接受专业间的差异,愿意协调配合是团队工作的必要条件。

医务社会工作者的主要职责是解决患者及其家属的心理问题,以及疾病导致的社会问题。医务社会工作者向患者及其家属、医护人员及医疗团队、医院管理层、社区及大众传媒、政府公共卫生管理部门提供他们所需要的服务,医务社会工作者并不解决患者的所有问题,而是着眼于由疾病而产生的各种社会问题,扮演着倾听者、咨询者、支持者、协调者、赋权者和宣传者等多种角色,追求社会公正。医务社会工作者虽然和医护人员的服务对象一致,但由于二者专业角色和定位的差异,处理问题的方法、方式、角度却大相径庭。社会工作者必须在以医护人员为主体的医院环境中认清和区分自己的角色和定位。

3. 医务社会工作者的工作方法与界定

个案工作是医务社会工作的基本方法。服务局限于微观的个人疾病与健康议题。医务工作者通过与患者一对一的接触,解决其身心困境。个案工作包括接案、诊疗、结案和评估四个步骤,如果期间有特殊状况发生,如工作者判定求助者所需解决的问题不属于本机构服务的范围或发生移情、反移情等状况,可以采取转案或者转介策略。个案工作与心理咨询有所区分,前者更加注重"人文关怀",更具利他性,如结案并不意味着案主与个案工作者关系的终结,个案工作者必要时需进行追踪调查,以实现案主福利最大化。

小组工作又称为团体工作法。可以在患者、患者家属及医护人员之间展开,通过开展活动增进人与人之间的交流与沟通。可将有类似问题的患者及其家属组成团体,开展活动,帮助患者宣泄情绪、交流经验、互相影响,以积极的态度面对疾病;帮助患者家属分担情绪困扰,交流照顾患者的经验,帮助患者获得较好的照料;帮助患者和家属互相安慰、鼓励和支持,树立战胜疾病的信心;也可以使医护人员与患者得以及时沟通。

社区工作是整个医疗服务体系中的重要内容,意义深远并极具发展前景。社区工作法,顾名思义,其工作地点主要在社区,服务对象是生活不能自理的老人、出院后仍需追踪治疗的患者及慢性疾病患者等。社区医务社会工作者的职责包括:患者入住医疗机构时,给予社会心理的评估,或家庭需求评估;参与服务计划的拟定,结合教育的和环境的支持,改变人群不健康的行为,改善预防性服务及创造良好的社会与自然环境,加强公共卫生与疾病预防措施;协调患者与家属间、患者家属与机构间的关系;发掘患者的社会及医疗资源,进行相关的转介工作;招募、训练与管理志愿者与居家服务员。在具体实施过程中,医疗卫生机构可以通过为社区设计公共卫生服务方案,在社区卫生保健服务中推广健康教育和社区康复计划,从而与居民建立良好的公共关系;经常联系社区内的社会资源,利用社会资源服务为有迫切需求的服务对象提供服务。

国际医务社会工作方法的发展趋势是日益医疗化和临床诊断治疗化,社会工作方法趋同临床医疗服务方法,不断产生新的工作方法。例如,疾病和患者筛查与个案发现法,主要应用于早期潜在患者的筛查和住院患者的健康状况评估;社会心理评估与干预计划,主要适用于患有精神、心理疾病的个人、群体和家庭成员,目的是运用心理学测量工具和方法,确定患者的心理健康状况;危机干预方法,主要适用于各种类型危机事件的处理、防范医疗风险、确定健康危险因素和危机患者特殊服务等场合;悲伤辅导与丧亲服务,性质是叙说分析和语言疗法,通过当事人讲述自己的痛苦经历释放心中压抑感而达到治疗目的。还有出院后随访和外展工作、应急服务和急诊室社会工作服务方法等。

医务社会工作方法随着社会发展在视角上呈现多样化特点,由最初的单一方法或单学科视角转变为综合性方法和多学科视角。从生理、心理、社会因素相结合的综合角度来解决个人、家庭和群体的健康照顾问题。近年来医务社会工作者借鉴欧美国家盛行的"赋权"理念与策略方法,由注重提供直接的健康服务,转变为更加注重增加服务对象的权利,提高他们掌握自己生活和身心健康状况的能力。这种改变单纯提供服务的做法,真正实现了"以人为本"和以服务对象健康需要满足为最高目标的健康照顾服务体系建设。

(四)医务社会工作的基本功能

医务社会工作是优良医疗卫生体系不可缺少的重要组成部分,是现代化医疗服务的标志,发挥着多种基本功能。

心理社会影响因素防治功能。医务社会工作者预防与治疗患者及其家属的心理疾病等社会影响因素,帮助医生专心从事生理疾病的治疗,使患者获得综合性服务。这是医疗卫生服务体系中出现医务社会工作的直接原因,也是医务社会工作最基本的职能。

参与患者管理功能。医务社会工作者与医护人员合作直接参与患者管理,参与医疗服务流程和医疗卫生服务活动的过程。这是医务社会工作者与医护人员合作最多的领域,是最能体现社会工作专业人文关怀的领域。比如,医务社会工作中采用个案管理的方法,针对每个患者的特殊健康需要,尊重患者个性和价值,为医疗服务体系带来崭新的价值观念和人文关怀的理念。

延伸性健康服务功能。为确保患者完全康复,医务社会工作为患者提供连续性、延伸性的健康照顾。比如,为弥补医院临床服务时空点上的局限性,医务社会工作介入社区卫生服务、贫困家庭探访、健康教育和健康促进、疾病治疗后期的康复服务、家庭护理、社区健康访问、医疗救助对象资格甄别、疾病预防和公共卫生等领域,从而形成立体交叉连续性服务链。

预防性健康服务功能。随着医学模式、健康概念、疾病谱、死亡原因和疾病治疗模式的变化,健康风险因素预防、疾病预防、医患纠纷防范、医疗事故预防等"非医疗化""前移性"服务,将成为医务社会工作者的主要服务领域。

二、医务社会工作的工作领域与服务范围

(一)医务社会工作的工作领域

医务社会工作是连接一个国家福利制度与医疗卫生服务的重要桥梁,医务社会服务是社会福利服务的重要组成部分,是满足人民在医疗和健康多元化的不同层次利益诉求的主要领域。医务社会工作的工作领域是指医务社会工作者可以介入为患者及其家属,以及其他需要帮助的人群提供专业帮助服务的潜在可能领域,侧重点在现有医疗卫生制度结构和医疗卫生服务体系的构成状况上,指明哪些属于介入领域。

当前,我国医务社会工作可以介入的领域有公共卫生与预防医学、生物医学与临床医疗、精神疾病与精神健康、康复服务、家庭医学与社区健康服务五个部分,这五个部分基本覆盖了医疗卫生制度和健康照顾服务体系的全部。

（二）医务社会工作的服务范围

医务社会工作的服务范围主要指医务社会工作者在可能的制度范围中，能够具体从事专业帮助服务的领域和具体内容，侧重点是医务社会工作者实际在做什么，能够做什么，做多少，哪些是应该优先处理的问题。从发达国家医务社会工作的服务内容看，医务社会工作服务开始主要局限于医院中，主要是帮助临床医生解决疾病治疗的社会问题，进而关注患者出院以后的连续性支援，解决疾病的心理、社会影响，弥补医疗服务过程中单纯生理疾病治疗和社会、心理、文化因素之间，以及医患之间存在的鸿沟。20世纪30～40年代，医务社会工作的重点开始由以结核病防治和儿童卫生为主转为以慢性病和失能的康复服务为主，由个人、家庭成员的疾病治疗为主转变为以公共卫生为主，逐渐成为公共卫生服务和临床医疗中多学科专业合作团队的重要组成部分。到20世纪70年代以后随着卫生改革与卫生体系结构的变迁，医务社会工作内容急剧增加，范围显著扩大。

医务社会工作服务范围广泛，服务内容多样，覆盖每个人的生命历程与健康需要，涉及人发展的生理、心理和社会各方面。当前我国医务社会工作介入领域可提供的服务主要有几个方面：疾病预防和公共卫生领域的服务，主要是预防疾病，防患于未然，实现疾病的一级预防，在疾病尚未发生时针对致病因素或危险因素采取卫生措施；临床诊疗和精神诊疗领域的服务，主要是对生理和精神心理两大类型疾病分别提供医院的临床医疗服务和精神、心理健康服务；疾病康复治疗服务领域的服务，主要是促进患者身心早日康复，恢复劳动能力和社会功能；家庭医学与社区健康服务领域的服务，主要是对医疗的延伸新服务和公共卫生服务，以疾病监测、疾病预防和公共卫生为主要内容。

三、医务社会工作的专业地位与专业角色

（一）医务社会工作的专业地位

医务社会工作是现代社会中的一个独特专业领域，也是国家社会管理形式的体现。目前发达国家和地区医务社会工作已成为社会工作专业服务体系中最重要、最具有发展前途的领域之一。在公共卫生、疾病预防、医疗活动、健康照顾、儿童福利服务中都必须有医务社会工作者的参与。随着我国社会环境与社会结构转型、社会福利体系和医疗体制改革的不断深入，医疗团队中有无社会工作者，是衡量现代医疗体制是否"以人为本"的一个重要的标志，医务社会工作者与其他的医务人员一样，承担着提高国民身体素质，改善群众生活质量的社会责任。

医务社会工作专业化、职业化和社会化的程度在社会工作专业服务体系中处于最高地位是有其深刻原因的。对于社会结构转型和社会现代化，身心健康成为人类最基本的需要，健康照顾服务是社会福利制度框架中最基础、最重要和最有发展前景的领域；对于健康社会化和社会健康化时代，尤其是衣食住行等基本生活需要满足后，身心健康就成为最重要的需要；对于在追求生活质量和"以人为本"的现代社会发展进程中，社会服务成为国家经济发展的重要组成部分；这就标志着医务社会工作专业化与职业化发展程度是衡量一个国家社会工作专业化与职业化水平的重要指标。

（二）医务社会工作的专业角色

由于生活方式转变和人类需要层次的提高，医务社会工作者承担着越来越大的责任，扮

演着越来越多的专业角色。在医疗卫生服务体系中,既要从事宏观层面的政策倡导与健康促进,又要从事中观层面的社区健康和职业健康服务,还要在微观层面上为患者提供服务,增强患者的家庭功能,改善家庭福利。

1.预防医学与公共卫生服务中的专业角色

问题的发现者和研究者,医务社会工作者凭借自身的专业素质发现问题,并且对问题的性质、发展趋势及对个体产生的影响作出评估判断;社会资源的动员和组织者,解决可能危害群体健康的问题,尤其是面对突发性威胁群体健康的问题时,需要多部门的合作和多方人士包括各类专业人士的参与,需要在公众中进行动员和组织;宣传者和协调者,通过各种途径和方式,向各种单位及广大群众宣传疾病预防、治疗和康复知识,提高社会和人群战胜危机整体水平和能力;在宏观方面做社会、组织和社区的协调者和政府的联络者,为政府解决民众共同健康需要和难题提供政策咨询和倡导。

2.临床医学与疾病治疗中的专业角色

增进社会福利的角色,由于目前我国的医疗福利资源有限,卫生费用支出不公平性突出,可以采取宣传、向政府和社区呼吁等方法,从微观的资金筹措到宏观的福利政策传导为患者争取福利;医疗团队成员的角色,社会工作者与医生、护士、心理咨询师等共同组成医疗团队,协助医生、护士解决患者及其家属的心理、社会问题,处理医患纠纷与冲突,为患者增加人文关怀,同时与行政人员互相沟通,建立良好的人际关系,协调员工关系;社区健康服务的角色,结合社区需要,适时开展相应的社区服务,如义诊、健康咨询、预防传染病等,使医院的效能最大化,同时也为医院树立良好的社会形象,并获得政府和社区居民的重视与支持。随着社会的发展,人们对健康的重视程度越来越高,医务社会工作者的社区健康服务角色将越来越突出。

3.精神障碍和精神疾病服务领域中的角色

患者发现者、咨询者,对与精神疾病或情绪障碍的个人发病相关因素和资料的收集和分析,供专业人员对患者治疗与服务时参考;入院计划制定者、临床诊断和治疗协助者;对较轻度患者进行个案治疗,对家属进行心理辅导,做患者直接健康照顾服务的提供者;支持者和组织者,精神障碍和精神疾病社会工作的主要对象是精神疾病患者及其家属,同时必须长期在家和社区照顾,所以,精神障碍和精神疾病社会工作者是患者长期照顾的支持者、患者互助自助小组的组织者、社区志愿服务的组织者。开发利用社会资源,参与指导康复患者的培训和社区精神疾病、心理卫生服务计划,为患者及其家属增进其社会福利。

4.社区卫生服务和疾病康复领域中的角色

社区卫生服务的守门人,通过社区卫生服务中心进行健康咨询、建立健康档案、开展健康评价等手段,针对健康问题提出相应对策,在社区发生群体性健康事件时,能调动各种社会资源为社区大众卫生保健提供社会支持;社区卫生服务的联络人,为社区提供更多人性化关爱和人文关怀,组织志愿者为慢性病患者、孤寡老人、行动不便者、精神疾病患者、困难家庭等提供具体的社会心理支持和生活照顾,需要时还能联系医院为患者提供专业的医疗卫生服务;社区卫生服务的管理者,社区慢性病患者长期在家治疗和生活,为他们提供相应的管理和咨询服务,包括慢性病的治疗与管理、用药指导、康复训练、健康促进等。

第二节 医务社会工作起源和发展

医疗社会工作从 19 世纪末诞生至今,随着时代变化、社会进步和人们需要的变化而不断丰富,经历了医疗救助、医院社会工作、医务社会工作、健康照顾社会工作四个不同的历史发展阶段,反映了医学模式和福利制度演变,也反映了医务社会工作发展规律。

一、西方医务社会工作的历史与发展

(一)医务社会工作的雏形

西方国家医务社会工作专业发展的历史起源于英国,但是专业化发展程度最高的是美国。16 世纪英国的"施赈者"在医院里做救济贫病患者的工作,到 1880 年前后,英国慈善医院、济贫院、地方医院和诊疗所为保证患者有能力支付住院治疗费用,开始聘请社会工作者为患者解决因疾病而产生的社会问题,它的基本功能是提供免费服务申请,审核接受服务资格与条件和给患者提供转介服务,英国式医务社会工作雏形诞生。具有现代意义的医务社会工作起源于西方 19 世纪末 20 世纪初。当时西方国家人口结构发生巨大变化,大量移民的进入尤其是美国;人们对疾病治疗观念的改变,不仅需要健康还需要尊严;人们对社会因素和心理因素对健康影响的认识也发生了变化,造成疾病的不仅是生理、社会和心理因素都会影响疾病的发生、发展和预后。这为医务社会工作的发展提供了需要的条件。

(二)医务社会工作发展的三个阶段

1. 发展初期(1905—1945 年)

从 1905 年美国创建医院社会工作至第一次世界大战前,美国的社会工作都处于逐步发展阶段,而在第一次世界大战后,美国成为最大的赢家,获得了巨额的战争赔款,这也刺激了其国内各方面的发展,社会工作的专业化也得到了进一步的提升,同时带动了西方其他国家医务社会工作的发展。1894 年,纽约 the Post Graduate 医院就首先聘用社会工作者在小儿科服务;1905 年,在 Richard Cabot 的倡导下,马萨诸塞州总医院正式成立社会工作部门,聘请首位社会工作者,标志着美国医务社会工作制度正式诞生。此后,美国成为欧美医务社会工作制度的发展中心。医务社会工作专业发展初期(1905—1945 年第二次世界大战结束),医务社会工作的专业教育、专业组织、专业研究、医务社会工作分支领域及医院社会服务部等体系初步建立。1909 年马萨诸塞州总医院建立"社会服务咨询委员会",同年医院开始接受一年级社会工作专业学生的实习,1912 年二年级社会工作专业学生开始接受医院社会工作的专门化训练。1918 年芝加哥大学诊所成立社会服务部,同年全美医院社会工作人员协会也正式成立。1919 年作为医院制度化组成部分"医院社会服务部"普遍建立,表明医院社会服务部发展到鼎盛时期,这一制度也很快传播到世界其他国家。同时也标志着现代意义的医务社会工作的出现,加快了医务社会工作专业化的进程。这个阶段的社会工作主要受心理学科和生物医学模式影响,医院的社会工作服务方案主要是医疗和精神科两个部分,服务对象侧重微观治疗取向的个人。

2. 迅速发展时期(1946—1970 年)

医务社会工作专业迅速发展的时期是在第二次世界大战结束后,1946 年世界卫生组织提出新的健康概念,同时,在美国联合国军总司令部的指导下,日本开始以医院、保健所和结核病疗养所为中心配置医务社会工作者。1947 年,"关于促进和发展公共医疗事业的事项"被列入日本所修改《保健法》中的 12 种业务之一,成为二战后医务社会工作的发展开端,由西方国家普及至其他国家与地区。

这个时期的基本特征是医务社会工作主要受社会学和社会医学学科影响。社会医学和医学社会学诞生,服务对象侧重于社会工作中需要干预取向的社会群体和社会组织。医务社会工作的专业教育、专业组织、专业研究、专业杂志、工作场所和专业服务体系框架已经稳定确立,医务社会工作专业服务在"福利国家"体制和社会政策框架中得到充分发展,专业地位和专业权威确立。

3. 转型时期(1970 年至今)

20 世纪 70 年代福利国家改革和医学模式转变促使医务社会工作从医院和临床转型到健康社会工作。这个时期的基本特征是医务社会工作受到心理学、社会学、经济学等多学科影响,服务对象由微观个人、中观社区和组织扩大到社会环境与制度安排,医务社会工作专业教育、专业组织、专业研究、专业杂志和专业服务体系日趋开放多样并与健康照顾密切联系,成为社会福利制度与生活方式的重要组成部分。

(三)美国医务社会工作发展的现状

美国的医务社会工作是西方发达国家社会工作中最具特色的一个部分,医务社会工作因其服务手法与内容的高度专业性与适应性成为社会工作中异常活跃的部分,医院成为社会行政机构与民间家庭服务机构之后社会工作的第三大实施机构。目前,在美国许多医院设有社会工作部,医院根据规模按比例配置医务社会工作者,医务社会工作者与床位数的平均比例为 1∶60,是否设立社会工作部被美国医院联合会作为评鉴医院是否合格的指标。

目前,全美约有 46.8 万社会工作者,其中有 1/3 的人在州、郡或地方政府机构中工作,大多在健康和社会服务领域。其中,儿童、家庭和学校社会工作者有 28.1 万,医疗和公共健康的社会工作者有 10.4 万,精神健康和物质滥用领域的社会工作者有 8.3 万,从事医务社会工作的人员约占全美社会工作者的 20%。从从业者的学历结构来看,85% 以上的社会工作者拥有硕士以上的学位,特别是从事医务社会工作的专业人员,不但要求其具备硕士以上的学位,同时还要求有一定的临床实践经验。医务社会工作者在医院是一支庞大的队伍,尤其是在儿童医院和康复医院。医务社会工作者是美国有执照的精神卫生提供者的最大群体,超过心理医师、精神病医师和心理治疗护士的总和。患者对医务社会工作者的知晓度和认同度很高,遇到问题会主动寻求医务社会工作者的帮助。医务社会工作者的作用已经从医院延伸到公共卫生、健康促进、长期照顾和家庭保健等社区卫生服务领域。

美国的医务社会工作专业化和职业化程度高,享有较高的社会声誉和地位。美国医务社会工作经历了一个发展与成熟的过程,无论在理论研究还是在实务领域都相对规范,并且有美国医院协会与美国社会工作协会联合委员会的宏观指导,具有较高的专业水平保障。

美国的社会工作者由政府和美国社会工作者协会共同管理,NASW 有明确的组织章程规定有关组织目标、基本责任、具体工作。医院设有医疗社会工作部门管理医务社会工作,部门分工细化,岗位设有主任、顾问、督导、社会工作研究员、社会工作员、助理社会工作员、社区工作员等,形成了一个完整的医务工作团队,分工合作。在美国医务社会工作者都有严格的资质认定：一是必须达到州政府立法建立的社会工作者最低执业资格；二是在美国社会工作协会获得社会工作者从业资格，这属于自愿性规范，它会通过更加严格的从业要求，为部分社会工作从业人员和特定服务领域提供更加规范化的专业服务；获得前者的认证可以作为社会工作者，通过后者认证则可以成为专业化的医疗社会工作者，并确定其等级；三是等级非常细化，组成的有机团队分为主任、督导、顾问、社会工作者等，顾问及以上级别需要社会工作专业硕士学位。

二、中国港台地区医务社会工作的历史与发展

(一)中国香港医务社会工作的历史与现状

100多年来香港社会工作从初期的慈善事业开始，深受英国影响。但作为专业化和职业化的专门社会服务，社会工作开始于1939年，由一位英籍人士和四位华人率先实践，开始主要以物质和经济援助、辅导、服务转介和志愿者协调为服务工作。20世纪70年代香港的社会工作进入了大发展时代，社会工作许多服务模式开始创建。1964年正式成立医务社会工作者会，开展一些医务社会工作实践探索和理论研究工作。70年代一些公立的综合性医院、专科医院、医学康复机构开始设立社会工作部。医务社会工作不仅设立在所有的公立医院，而且扩展至专科诊所和美沙酮中心。1982年开始，政府医院的医务社会工作被纳入社会福利署的管理范围，同时部分医务社会工作者直接由香港卫生署和医院雇用，医务社会工作成为整体医疗服务的一个重要环节，医务社会工作得到大力发展。目前，香港注册社会工作者约10000名，分布在社区服务中心和行政事务部门，医院社会工作者大约有500名，其中由社会福利署康复及医务社会服务科管理的注册医务社会工作者300余名，由医院福利管理局管理的120余名。与床位数比例规定为1∶90，实际上平均每人服务的病床数在120张左右。社会招募的义工配合医务社会工作者服务，数量比较庞大，具有相当的工作能力，而且都热心社会工作，是医务社会工作者开展工作的基础。同时患者资源中心是医务社会工作者跟进服务和外展服务窗口，与社会工作者站一起组织住院和已经出院的同类患者进行交流，促进患者健康的恢复。

香港现行的社会福利服务的基本特征是"政府统筹、社团管理、公民参与、法律监督"。这就形成了以政府为主导，以民间服务机构为主体，由公众广泛参与的社会服务运作和发展机制。医务社会工作部是不属于医院编制的，香港医务社会工作者中的大部分注册医务社会工作者由社会福利署康复及医务社会服务科管理，一部分由医院福利管理局管理。医务社会工作人员不是政府的公务员，没有行政色彩，但他们的收入和地位并不比公务员低，有着良好的社会地位和专业地位，同时，也不属于医院，而是站在第三方的角度为患者服务。社会工作部的专业人员都接受过社会工作专业教育，在机构中担任专业和管理工作的一般都是注册的社会工作者，他们有一套规范的晋升和职级评定制度。政府在社会工作服务中扮演社会福利事业的规划者、组织者、监督者和经费主要提供者的重要角色，但不直接干预专业化的社会工作机构，这些机构和政府是合作伙伴关系，社会职能分工合理，协调发挥各自的社会功能。

(二)中国台湾医务社会工作的历史与现状

中国台湾地区于1949年首先在台北医院成立社会服务部门，1967年台湾省立医院开始

普遍成立社会服务部,1983年台湾成立医务社会服务协会,1985年"台湾行政院卫生署"把社会工作纳入医院的评鉴内容,1989年正式开展医院社会工作。"台湾行政院卫生署"公布了精神科医院和慢性病医院的设置标准,"台湾法律"规定设立社会工作人员,每100张病床必须配备1名专业社工师。自此医务社会工作在台湾地区依靠政府行政力量迅速发展,具有健全的体制保障,医务社会工作专业人才的培养得到了政府的政策支持及体制保障。台湾地区的社会工作职业化和专业化体制程度较高:建立了社会工作师证照制度;社会工作专业制度较完善,形成了行政管理、行业自律和社会工作者服务的社会工作管理体制;社会工作和社会福利的"法律法规"相继颁布或修订,建立起了社会工作的"法律法规"体系。台湾地区民众服务需求的多元化催生了众多的社会服务机构,这些机构除了政府举办以外,大量的是民间组织(主要是各类的基金会及宗教团体)。

现在台湾地区各医院内的医务社会工作者大约有1000人。合法注册的医务社会工作师可以独立营业。另外,台湾地区所有社会工作人员的薪酬都在中等收入水平,根据不同岗位制定薪酬标准,比较稳定。另外,台湾地区专门开设了"社会工作高等、普通考试",规定具有社会工作师证照者,可参加政府部门的公职社会工作考试,取得在公共部门担任社会工作师的资格,以此来吸引具有社会工作背景的专业人员加入到公务人员的行列。这些政策和体制保障,一方面吸引了许多考生报考该专业,并且激发主办学校的专业人才培养活力,有利于专业的健康成长;另一方面,也有利于稳定并提升从业者的工作热情,这对职业的健康发展具有良好的促进作用。

医务社会工作专业发展已有100多年的历史,在欧美发达国家,已成为现代健康照顾体系中不可或缺的重要组成部分,对促进患者社会康复、构建良好的医疗人际关系发挥了重要作用,积累了丰富的历史经验和教训,可以为我们提供很好参考借鉴。

三、中国大陆医务社会工作的历史与发展

(一)中国大陆医务社会工作发展的历史

中国大陆医务社会工作出现于1921年,迄今已走过近百年的曲折历程。总体来说,当代中国医务社会工作的历史发展可以划分为四个阶段。

1.医务社会工作发展的初级阶段(1921—1949年)

这一阶段是现代西医制度、社会工作实践与医务社会工作制度建设萌芽、起步、奠基和初步发展阶段。当时,整个社会局势比较紧张,战争频发,各种社会矛盾和社会问题频频发生。这一阶段,欧美国家医务社会工作者和有关社团,先后在中国少数城市建立医院并引进医务社会工作,北京协和医院、南京鼓楼医院等医院先后设立了社会服务部,开展医务社会服务,有一部分高校开设了社会学课程。其中,1921年,美国著名医务社会工作者浦爱德在协和医院创建"社会服务部",并训练专业的医务社会工作者,成为我国医务社会工作专业初步形成的标志。这一时期医务社会工作处于创建阶段,主要借鉴西方工作模式,工作局限于医院,主要职责为患者解决因疾病而带来的问题,如经济困难、家庭矛盾、心理问题和出院随访等,并协同医院寻求血液、解决医院用血困难等。虽然是初创时期,但医院社会工作部有规范的制度,明确的等级和严格的入行规定,为提高医疗服务质量作出了积极贡献。

2.医务社会工作断层阶段(1949—1978年)

新中国成立后,建立了高度集中的计划经济体制,几乎包揽了所有社会事业和社会服

务。当时,西方主要国家还对中国进行了全面的封锁,因此,也就基本中断了对欧美国家医务社会工作的借鉴。1952年高等院校调整院系,社会学、社会工作专业被取消。同时,"文化大革命"对医务社会工作专业的发展造成了毁灭性的破坏,医务社会工作专业在很长一段时期"销声匿迹"。

3. 医务社会工作恢复、重建阶段(1978—2000年)

1978年党的十一届三中全会揭开了中国历史发展的新篇章,改革开放政策的实行,使得国外越来越多的新鲜事物涌入国内,客观上为国外医务社会工作先进思想的引进创造了社会条件。1984年医学社会学家刘宗秀在《中国医院管理》杂志开办的"医学社会学概论"中,专文论述了"医疗保健中的社会工作",简要论述了卫生保健体系与社会工作的密切关系,在中国大陆首次明确提出"医务社会工作"议题。1986年刘凡在《中国医院管理》上发表"医疗社会工作",再次提出医务社会工作问题。但当时的研究仅限于基本知识和基本理论的介绍引进,没有付诸实践,因此社会影响不大,基本局限于学术圈子内的讨论和交流。1992年卫生部出台了《关于深化卫生改革的几点意见》,提出"卫生改革要主动适应社会主义市场经济需要"。1996年中共中央国务院主持召开的全国卫生工作会议制定了新时期卫生工作改革与发展的一系列方针政策,明确我国卫生事业的定位从过去的福利事业转变为国家实行一定福利政策的社会公益事业,"看病难、看病贵"问题突显,医患关系越来越紧张,这种宏观环境为2000年以后医务社会工作的复兴与开展提供了良好的宏观社会环境和机遇。这一时期全国各地掀起了一波又一波学习、探索、建立医务社会工作制度的热潮,但是真正意义上的医务社会工作并未真正建立。

4. 医务社会工作迅速发展阶段(2000年至今)

2000年以后,医药卫生体制改革探索中出现的问题和医患关系日益紧张的状况,促使人们从社会工作介入医疗卫生系统应对机制方面聚焦医务社会工作,可以说是全国医务社会工作实践"浮出水面、快速发展"的时期。京、津、沪等地大医院自发自觉、自愿设立"社会工作部",开展各种医务社会工作服务,医务社会工作理念、组织体系、服务实践、人才队伍和理论政策研究应运而生。

2006年10月党的十六届六中全会决定,要"建设一支宏大的社会工作人才队伍",并对我国社会工作的发展作出了总体设计。紧接着由中组部牵头,国家人事部、教育部、民政部、劳动与社会保障部及中编办组成领导小组,组织14个部委8个省市开展了我国有史以来第一次大规模的社会工作人才队伍建设情况调查研究,同时邀请社会工作、社会管理专家进行与社会工作制度建设相关的调查研究。2009年3月,《中共中央 国务院关于深化医药卫生体制改革的意见》首次明确提出"开展医务社会工作,完善医疗纠纷处理机制,增进医患沟通",明确了医务社会工作在我国医药卫生体制改革、构建和谐医患关系中的重要地位,标志着我国医务社会工作进入了蓬勃发展的新时期。

(二)中国大陆医务社会工作发展的现状

西方发达国家的医务社会工作发展有上百年历史,各国普遍建立起与本国社会文化相适应的较为成熟的医务社会工作制度。中国宏观社会环境特别是医药卫生文化传统、医疗卫生政策、医疗卫生服务体系、医疗卫生服务范围和服务方式、医疗卫生的管理模式和运行机制等都不同于西方发达国家。与西方发达国家比较,我国医务社会工作在专业化、职业化、社会化等方面都具有不同特点和较大差距。

1. 医务社会工作实务模式

就目前来说,我国医务社会工作实务模式主要有六种。

(1)历史渊源模式:该模式以北京协和医院和上海儿童医学中心为代表。其医院的建立发展与西方教会、慈善基金会有着密切关联,受西方医务社会工作理念影响较大,借鉴西方医务社会工作实务模式较多。历史渊源模式主要开展以下几个方面工作:加强医患沟通,开展心理社会服务,帮助患者克服困难,接受并贯彻医师制定的诊疗计划,促进医院外环境和谐;关心本院医务人员的身心健康,辅助开展医学伦理和人文素质教育,协助医院行政管理,促进医院内环境和谐;改善医院就诊环境和流程,开展相关社区医疗服务,调整医院与外界的联系与沟通,获得社会支持、信任与捐助,建立医院良好的社会形象;建立基金会,筹集社会捐助,开展贫困患者救助;通过基金会出资资助医院的设备和人员培训;接受社会工作者专业学生实习,开展带教及实习督导。

(2)社会工作推进模式:1990年以来,上海市政府努力创新社会管理模式,大力发展社会服务,推进社会工作职业化和专业化发展。在浦东新区的主要领导和推动下,2000年5月东方医院在我国率先成立了社会工作部,设置专职工作人员。社会工作部自成立以来主要开展了以下工作:病房探访,从新入院病员、开展大手术大检查前病员中筛选个案工作对象,协调处理患者的心理、人际关系问题;组建病友互助小组,开展小组工作,为患者及其家属提供心理支援;开展社区健康教育;募集管理"爱心基金",对院内弱势患者开展医疗救助;义工招募、组织服务;接受社会工作专业学生实习,开展带教及实习督导;开展医务社会工作研究,并开展国内和国际交流。

(3)公共关系管理模式:该模式以北京大学深圳医院为典型。针对医院公共关系方面存在的薄弱环节,2001年该院设立公共关系科,2002年6月改为社会工作部,实行医院公共关系集中管理,服务临床,树立医院良好的公众形象,营造宽松的工作环境。成立以来,社会工作部开展的工作有:医疗投诉与医疗纠纷的协调和处理;沟通协调医院外环境;医院职工法律知识培训,促进依法行医;医疗服务程序监管,建立个人诚信档案;收集社会对医院建设和医疗服务的意见和建议,反馈给有关科室并提出指导性改进意见和措施。

(4)医患纠纷处理模式:该模式以北京朝阳医院为典型。2000年10月北京朝阳医院成立了社会工作部,为医院院级管理部门,与医务处平级,主要职责是化解医患矛盾、减少医疗纠纷。其主要开展的工作有:规范医疗投诉接待和处理流程,处理医患纠纷;开展全方位患者满意度调查,为患者提供人文服务平台;开展职工法律法规培训,推进依法行医;针对在临床医疗质量和安全管理发现的问题,及时反馈相关部门,并提出改进意见。

(5)志愿服务模式:该模式以北京大学人民医院为典型。2009年4月作为卫生部志愿服务工作试点,成立医务社会工作暨志愿服务工作部。目前主要开展志愿服务的组织管理工作,志愿服务组织管理包括志愿者招募、培训、激励、管理和评价工作,探索建立一套志愿服务组织管理模式。开展的志愿服务有:院内导诊、院内及社区健康教育、透析志愿者陪伴、患者团体活动等。

(6)康复医学模式:该模式主要存在于康复医疗机构,以中国康复研究中心(首都医科大学附属博爱医院)为典型。在中残联的支持下,1988年10月中国康复研究中心成立之时即设立了"社会康复研究室",1989 年 3 月正式对外接待门诊患者,由经过社会工作专业培训的医护人员为残障患者提供社会康复服务,主要内容有:门诊咨询,包括个案工作的法律政策咨询、残障患者家庭关系调适等;社区康复辅导;残障患者居室的无障碍改造、特殊用品用具配置;接收并督导社会工作者系学生实习;参与社会工作研究与教学。

中国现行医务社会工作的实务模式尽管服务内容和侧重点不同,但相继开展的医务社会工作服务都提升了医疗服务质量,在我国医务社会工作专业服务活动的医务社会工作,正逐步成为政府有关部门和专家学者研究解决医疗卫生系统现有问题的新视角。

2.医务社会工作服务领域特点

中国医疗社会工作还处于起步发展阶段,全国尚无统一的工作职责范围与服务内容的规定,医务社会工作服务领域主要集中在医院。医务社会工作者根据各自所处地区、医院的具体情况和对社会工作含义的理解界定职责范围和服务内容,界定多样化,差异较大。全国各地医务社会工作的职责范围和服务内容主要集中在临床医疗服务、预防和减少医疗纠纷和医患沟通上,为患者、家属和其他人员提供直接的社会服务和经济援助服务相对较少,绝大多数医院社会工作部基本上没有开展最应该提供给贫困人群的医疗救助服务。

全国各地医务社会工作者职责范围与医生职责范围的关系较为明确,但与护士的职责范围、服务内容有些含混不清。许多医院的社会工作部人员主要由护士工作经历的人员担任,医务社会工作者队伍总量不多,绝大多数由医护人员转型而来,其理论基础、价值观、伦理观等都未充实,队伍也较为薄弱,根本无法满足患者及医院的需要,这反映了医务社会工作发展初期不同学科、不同专业和不同专业技术人员之间有职能边界的模糊性,人们缺乏认识水平和实践经验。

目前开展医务社会工作的机构主要包括综合性医院、儿童医院、慢性病医院、康复医院和宁养院等,而且主要集中在东部沿海地区的大中城市,中西部地区较少,普及范围很小,不少地方和医院虽已设置社会工作部门,但从它们的职责范围和服务内容可以看出,工作还没有真正到位,有的职责界定与服务内容不尽科学,大多数医院还未开展社会工作专业服务,尚停留在志愿者服务层次上。

急需医务工作者、众多学科学者、政策制定者对其进行深入研究,建立健全医务社会工作的理论和实践基础及各项制度,才能够使医务社会工作不断得以发展,实现专业化、制度化,满足社会需要,发挥其促进社会公平、缓解紧张医患关系的重要作用,从而使卫生系统社会工作的现实状况与构建和谐社会间日益突出的矛盾得以缓解。

3.医务社会工作发展目标

医务社会工作发展的目标是推动卫生事业发展,促进人类健康。中国卫生事业的发展模式无先例可循,也没有现成的模式可以照搬。随着改革的进程,中国的医疗卫生资源在不断增加,人们健康的期盼也越来越高,人类的健康除了遗传因素外,健康的生活方式和环境因素也是非常重要的。社会工作者的任务是运用专业知识、技巧、态度和价值观念,宣传健康理念,提高人们健康意识,改变不良生活习惯,以促进人类的健康。

加大政府对医务社会工作的支持力度。政府在发展专业化医务社会工作中起着重要的主导地位,在政策制定、制度保障、经费投入、服务监管等方面扮演重要角色。中国的公共卫生体系已经成为可持续发展和全面建设小康社会的"软肋",同时政府的作用在医务社会工作的发展中是举足轻重的,因此政府需要在福利政策、人事制度、就业岗位、财政政策等方面给予医务社会工作大力支持,为医务社会工作发展扫除障碍;建立合理有效的医疗服务和保障体制;加快加大对公共事业的投入;建立医疗救助机制,由国家、非政府组织提供稳定可靠的医疗救助资金,使弱势人群得到更多的帮助。

完善相关法律法规,建立医务社会工作的组织机构。完善社会福利和社会服务政策与法规是发展医务社会工作的有效途径。通过制定相关法规将医务社会工作纳入医疗机构评价标准,并根据医疗、保健机构职能基准规定设置医务社会工作者岗位编制,使医务社会工作者在提供服务时有相关的政策和法规作为依据。应规定医务社会工作者的准入制度,在医院评估指标中加入医务社会工作的项目,从制度和政策法规方面为发展医务社会工作拓展空间和提供保障。

建立和健全医务社会工作制度。制定专业服务标准化、规范化建设是医务社会工作发展的基础。专业服务标准、规范化建设是社会工作在卫生系统专业化发展的基础,也是对医务社会工作人员服务质量进行有效管理的保证。尽快研究明确医务社会工作在我国医疗卫生体系中功能定位和专业角色,界定其职责范围与服务内容,制定我国医务社会工作者伦理守则、工作标准和医务社会工作教育规范,在推进我国医务社会工作专业成长和医务社会工作者专业素质的提升上发挥积极作用。

采取逐步试点的方式推广医务社会工作制度。在当前需要解决的问题较多,应以医院作为推进我国医务社会工作的优先介入领域,在医院内采取一系列政策措施积极推进开展医务社会工作,增强人文关怀,构建和谐医患关系,并在此基础上在较大范围内运用推广,逐步建立形成具有中国特色的医务社会工作制度。

加强医务社会工作专业人才培养。社会工作教育是社会工作专业体系的重要支柱,也是社会工作专业化的动力和源泉。高校大力开展医务社会工作专业教育,既保证高等医学教育适应现代医学发展要求,同时也为高等医学教育的发展开辟新的领域。医务社会工作者必须具备一定的医学专业知识,高校针对这一要求,培养的医务社会工作者既要有专业的医学知识又要有社会工作能力,这就要求医务社会工作人员在上岗前,必须增加与医学相关课程的学习和培训。同时,借助继续教育形式如短期培训等,尽可能地提升当前从业人员的专业素质,学历教育与职业培训并重。

第三节　医务社会工作者任职基础与要求

医务社会工作是社会工作的特殊领域,也是社会工作专业中知识、技术和服务最密集的领域。在社会工作中,对医务社会工作者的专业价值观、专业知识和助人技巧的要求较高,除了要求具有必备的基础理论知识和专门知识之外,还要求掌握从事该专业领域实际工作的基本能力和基本技能,具有良好的职业道德和敬业精神。

一、医务社会工作者的知识基础与知识体系的结构

(一)医务社会工作的知识基础

医务社会工作和服务领域广泛,医务社会工作专业知识基础宽厚,覆盖医疗、教育和福

利服务,覆盖社会科学与自然科学多个领域。其中健康议题是医务社会工作者常遇到的基础问题,有关健康的知识和技巧是医务社会工作专业服务知识基础与理论基础的重要组成部分。医务社会工作知识基础应该由三个部分组成。

1.医学知识

医学知识主要是回答有关疾病、病理和健康的基本知识,掌握基本的医学知识是医务社会工作的必要条件。在高度专业化的医学体系中,医务社会工作者要真正成为医疗团队中的一员,对疾病、症状、诊断、治疗、康复和健康照顾、医院等专业知识的了解是不可缺少的。医学理论,特别是生理学、解剖学、病理学、免疫学、诊断学、传染病和预防医学等理论,为医务社会工作提供了最直接有用的理论知识,为健康领域中及时干预提供了最直接有用的理论指导。

2.社会工作专业知识

社会工作专业知识主要涉及社会福利制度和社会工作专业服务,社会福利理论以人类幸福美好生活状况和制度安排为研究对象,身心健康的状况是个人福利和社会福利状况的重要组成部分。社会学理论,特别是医学社会学理论,为医务社会工作提供众多基础概念,如身份认同、患者角色、医疗功能、社会治疗、社会康复、社会过程、社会资本等,有助于理解社会因素对疾病的影响。社会工作专业服务可以加深人们对贫困、精神疾病、药物滥用、犯罪、老年、家庭暴力、虐待儿童和疾病等问题的理解。

3.其他自然科学和社会科学知识基础

哲学、人类学、心理学、社会医学、政治科学等学科专业都从不同角度为医务社会工作的健康发展提供了学科基础。哲学既确定人类社会发展目标和美好理想,又确定什么是美与丑、善与恶、好与坏、疾病与健康。人类学是人类试图了解自身成长和社会发展规律的知识。心理学是人类探索自身精神心理发展的规律的学科。在生物医学模式转变的现代社会,心理和社会因素对疾病成因、健康状况的影响日益重要,平衡、正常成长与发育、生命周期、病理、社会压力、社会治疗、社会诊断、隔离、失能、弱势、预防、及时干预、连续服务、康复、应对、增权等概念成为医务社会工作的知识基础。同时在医疗技术突飞猛进、社会日新月异的现代社会,生态健康和国际健康等新概念也为医务社会工作增添了新知识。

(二)医务社会工作知识体系结构

医务社会工作知识体系结构可以分为微观、中观与宏观知识三个层次,三者发挥着不同作用但又相互依赖,共同促进人类身心健康与社会福利发展。综观医务社会工作的知识体系,其中最微观、最基础、最主要、最直接和操作化知识层次是有关个人身心健康和家庭生活质量的。如人类体质的生长发育、生理心理和社会需要、人类行为结构与规律、疾病与健康状况等。微观层次专业知识为社会工作者提供最直接的帮助,建构医务社会工作的个人需要和目标。中观层次专业知识体系主要是有关社区与组织的,它也为社会工作者提供直接的帮助,为医务社会工作提供了关于组织和社区处境的知识。宏观层次专业知识主要是有关健康照顾体系、社会福利体系和社会政策框架等制度性问题。虽然宏观层次的专业知识与临床医务社会工作服务没有直接的关系,但是在某种程度上也决定直接服务,因为宏观的健康照顾体系、社会福利制度和社会政策框架将直接决定中观、微观的医疗服务体系。医务社会工作服务是社会福利服务的重要组成部分,社会福利理论和知识体系是医务社会工作依靠的理论基础。社会福利理论知识通过医务社会工作实务体现出来,两者是理论与实践的关系。例如,公民享受不同性质的健康照顾、全民健康医疗保险和全民健康服务的制度安排,便决定不同的医务社会工作模式,决定医务社会工作的政策目标、服务对象、服务内容、服务方式和社会影响。

(三)医务社会工作知识体系中的多重理论视角

医务社会工作的理论分为外借理论与实施理论。外借理论是指医务社会工作所应用的社会学、心理学、医学、精神医学、行为医学、教育学,以及其他相关学科的知识。其中社会学、心理学、医学与精神医学知识成为医务社会工作知识体系的主要部分。实施理论是指医务社会工作应用外借理论的知识体系所创造的属于自己的应用理论,如生命周期的理论、问题解决派的理论、行为修正派的理论、危机调适理论等。也有学者将医务社会工作必备的知识基础分为五类:人类行为与发展、社会工作的理论与技巧、临床医学的基本知识、疾病与治疗的社会心理反应、医务社会工作的境遇与影响。

医务社会工作运用的理论体系多种多样,各种理论体系从不同方面或角度来看待疾病与健康问题,这些理论观点是以不同的学科专业为理论背景的,每种观点的基本假设与关注点都有所不同,这就要求医务社会工作者灵活运用各种不同的理论,各种理论观点为医务社会工作实务提供理论指导、概念框架、分析工具、知识体系和看待问题的基本视角,各种理论从不同方面或角度看待疾病与健康的关系,为医务社会工作者在不同健康照顾处境下处理不同的健康问题提供理论指导和行动指南。不同的健康处境和不同的目标人群需要不同的理论分析框架,同时,健康干预过程和不同发展阶段需要不同的理论,因此,医务社会工作者应因地制宜、灵活运用各种不同的理论。

二、医务社会工作者的一般工作能力与专业能力

医务社会工作者在提供服务的过程中需要具备较强的工作能力,这些能力是否具备直接影响服务的效果。

(一)医务社会工作者的一般工作能力

这里的一般工作能力是指在工作中所具有的基本能力,这些能力包括对国家政策理解能力、团队合作能力、独立工作能力和人际关系处理能力等。

1.政策理解能力

社会工作与其他助人职业相区别的主要特点是:它特别强调人和环境的关系。社会工作者在确定施助计划,选择工作方法时,不仅要了解救助者的困难所在、利益要求所在,还必须了解社会政策、社会福利能提供哪些制度、机制来解决受助者的困难,以满足其利益要求。因此,作为医务社会工作者必须深刻了解国家现行的医疗卫生体制和社会政策,了解国家相关的健康照顾服务体系和运作模式,了解医疗机构的组织结构和医院文化,以及医护人员和患者之间的关系模式,才能有正确的研究方向和广阔的研究视野,提供更好的服务。

2.团队合作能力

在健康系统工作的社会工作者需要与医学及其他专业人员合作,包括医生、护士、医院行政人员等,还必须经常与政府部门、公共卫生和健康教育专家等一起工作。因此,要习惯和善于同医护人员组成跨学科的专业团队,形成多学科的工作团队。较强的团队合作能力

是一名医务社会工作者必须具备的基本核心能力。

3.独立工作能力

医务社会工作者与医护人员组成团队除为患者提供生物性疾病诊断和治疗以外,医务社会工作者的基本职责是解决患者及其家属的心理、社会问题而开展职业化社会服务活动。许多活动是医务社会工作者独立进行的,从而显示医务社会工作"不可替代"的独特价值和专业地位。因此,具备跨学科的独立工作能力是作为一名医务社会工作者不可缺少的能力。

4.人际关系处理能力

医务社会工作者在团队中开展服务和日常部门管理过程中,需要与各方面的人接触,需要协调各种关系,需要运用多种专业技巧帮助受助者,同时又要去争取资源,切实帮助受助者走出困境。医学是一门技术专业性很强的学科,医护人员更多地运用医疗技术眼光去帮助患者,而医务社会工作者则会从伦理、心理角度为患者考虑问题,因此,团队合作会由于各自的角色和任务造成障碍,医务社会工作者应具有良好的人际关系处理能力。

(二)医务社会工作者的专业能力

医务社会工作者的专业能力主要是指在处理日常工作中必须具有的专业技能,这些技能包括危机评估与管理能力、支持能力、咨询能力、协调能力、资源转介能力。

1.危机评估与管理能力

要具备对于突发事件控制和处置能力,医务社会工作者要能在第一时间发现服务对象的危机事件,并对其作出合理评估和处理的能力。主要运用于急诊患者、突发事件的受害者、危重疾病患者及其家属的干预过程中,包括对于危机事件出现的洞察力、对于危机源的判断、对于危机程度的评估、对于危机的干预方法的选择和运用等。尤其是在某些情况复杂的案主身上,如突发的公共疫情、遭遇交通事故的贫困者、遭遇家庭暴力而致重大创伤的患者等。

2.支持能力

医务社会工作者重视服务对象的个体感受,通过倾听、照护、陪伴等手段给予患者及其家属身心全方位支持的能力,并在这一过程中,注重周边资源对于患者及其家属的个人成长和潜力提升的支持性作用。同时,医务社会工作者通过各种办法,使患者及其家属不断获得支持、力量、帮助和照护,逐渐建立或恢复原先姿态,甚至超越原先状态,激发和提升个人潜能。

3.咨询能力

医务社会工作者需要较强的咨询技能,通过与服务对象及其家属沟通和交流,发现问题、分析问题、对问题进行分解,提出可能的解决办法,并不断地证明这些方案的可行性。这就要求医务社会工作者具有良好的语言表达与非语言沟通能力、快速学习的能力、信息提供的能力。

4.协调能力

医务社会工作者在实际工作中运用专业办法评估服务对象及其家属的需要,要处理案主及其家属与医护团队或医院其他部门,以及院外机构、社会工作者与临床医护人员本部门内上下级之间关系,要具备安排、协调、监管、评估及争取包括多种服务来满足服务对象及其家属的多种需要的能力。

5. 资源转介能力

医务社会工作者应具备较强的资源转介能力,通过评估发现服务对象及其家属的进一步服务需求,并通过合理途径将其转至其他部门或机构,可以使服务对象得到更高层次或更为专业的服务,要具备提供各种可用社会资源的信息和获得渠道,并引导、帮助其最终获取所需资源的能力。

三、医务社会工作的价值与伦理

(一)医务社会工作者应持有的价值理念

1. 社会工作的核心价值观

社会工作是一门具有强烈价值伦理观念的学科,伦理问题的解决是专业实践成败的关键。社会工作价值是社会工作实践的灵魂。社会工作者需要澄清自己的价值观,熟悉专业伦理守则,这样才能在实践中运用助人技巧与优势,协助案主解决问题。社会工作价值观的基础是社会主流价值和社会工作专业的独特追求,是指一整套用以支撑社会工作者进行专业实践的哲学信念。目前学界和全国各地社会工作专业守则对社会工作核心价值观的概括或规定,尽管具体表述多种多样,但都围绕以下六个方面。

(1)服务:社会工作是专业社会服务活动,为社会中需要的人提供服务,这是社会工作的宗旨。

(2)利他:社会工作者为他人提供服务应超越个人利益,其行为动机应是利他的、非功利的。

(3)社会公平与正义:社会工作者的助人活动在微观层面上是为了服务对象,在宏观层面上则是为了社会的公平与正义,社会工作者协助弱势群体争取平等的发展机会,协助困难群体预防和克服阻碍、走出困境,这都是社会公平与正义的要求与体现。

(4)人的价值与尊严:社会中的每一个人,不论贫富贵贱都有与生俱来的价值与尊严;都有权利追求更加美满的生活以满足自己的需要;都有自我选择的能力和发展的潜质。

(5)平等与尊重:社会工作者在服务过程中应从内心真诚接纳而不歧视服务对象,要以尊重和宽容的态度与服务对象建立平等的专业关系。

(6)合作:无论是社会工作者还是专业服务机构之间,基于共同服务宗旨的专业使命,彼此都是相互合作的关系。社会工作者与服务对象之间也是一种合作关系。

2. 医务社会工作者的价值理念

医务社会工作者与其他领域的社会工作者一样需要遵守社会工作的基本价值和伦理。由于其服务对象的特殊性,在具体的服务过程中,需要遵循以下价值理念。

(1)以人文主义精神为根本进行社会工作服务,即不仅要协助医护人员帮助患者解除身体上的痛苦,而且要兼顾社会责任。尊重患者的生命权、健康权、自主权,尊重服务对象的意见,努力为服务对象争取最好的健康照顾服务。医务社会工作者强调普及性的健康照顾服务、特别强调为老弱病残、孤寡等弱势群体提供公平的卫生服务。

(2)树立以患者为中心的服务理念,即在提供医疗服务时,要尽可能地从患者的处境出发,帮助患者解除同疾病相关的心理性、社会性问题,尽量减轻患者的负担,建立和增强患者的社会支持系统。

(3)在进行服务时不断澄清个人的价值观,对自我有较好的了解。医务社会工作者作为一个专业服务者的同时,也是一个有着自我价值观的个体,其价值观会对服务有一定的影响。因此,如果医务社会工作者要减少个人价值对其实务服务的影响,就必须先对自己的价值观有清晰的认识和了解,避免在遇到伦理两难的处境时,难以找到自己的价值观。

(4)在遇到伦理两难的困境时,抱着中立的态度解决问题。医务社会工作者对于服务的机构和患者,承担着双重责任。很多两难的境地来自机构和患者之间的冲突,面对这样的两难境地,医务社会工作者必须站在中立的角度,本着解决问题的态度进行协调。用真诚取得患者的信任,用服务去证明自己的专业性,并用服务成效争取机构的理解,这对医务社会工作者提出了较高的专业要求。

(二)医务社会工作的专业伦理

1. 社会工作的伦理守则

社会工作伦理属于职业伦理,其标准体系即伦理守则是社会工作专业本身对从事专业社会工作的个人所提出的行为标准和道德理想,集中反映了社会工作专业的价值,是社会工作制度化的必要内容和显著标志之一。

1994年,中国社会工作者协会制定了第一部专业守则《中国社会工作者职业道德》,正文主要由总则、职业道德、专业修养和工作规范四个部分构成。

社会工作伦理守则中包含的专业伦理有以下几个方面:①社会工作者对服务对象的伦理责任,即对服务对象的义务、自我决定、知情同意、实践能力、文化能力、利益冲突、隐私和保密等;②社会工作者对同事的伦理责任,即尊重、保密、合作、咨询、服务的转介等;③社会工作者对服务机构的伦理责任,即遵循督导和辅导、教育和培训、服务对象档案管理、服务对象的转介、行政管理等方面的要求;④社会工作者作为专业人员的伦理责任,即增强自己的实践能力和个人道德要求等;⑤社会工作者对社会工作专业的伦理责任,即保障专业的完整性,遵循评估和研究等方面的要求;⑥社会工作者对全社会的伦理责任,即促进社会福利、公众参与、参与解决公共危机事件、参与适宜的社会行动等方面的要求。

上述内容中包含社会工作专业伦理的基本要素,要以服务对象的利益为重,以满足服务对象的需要为优先考虑,保护服务对象的合法权益不受损害;要坚持专业价值高于个人价值,在个人价值与专业价值发生冲突时,社会工作者要坚守专业信念和原则;要坚持专业伦理的权威性,并坚持自我约束,积极推动专业服务和活动的发展。

2. 医务社会工作者的伦理守则

西方国家及我国香港、台湾等社会工作发达地区,医务社会工作者在解决医疗伦理困境中,承担着重要的角色。医务社会工作在我国还处在起步发展阶段,目前还没有相关的统一的伦理守则,但是作为一名专业的社会工作者,在对患者进行服务时仍要对服务对象和机构承担相应的伦理责任。我国台湾地区的学者秦燕将医务社会工作者的伦理守则概括为以下几个方面。

(1)以社会工作专业知识、技巧及诚挚的态度为医院的患者及其家属服务。本着平等的精神服务案主,不因其性别、宗教、种族、阶级等而有所歧视。

(2)与患者及其家属共同处理其与疾病有关的社会、心理、家庭、经济、出院等问题,启发其潜能,增进其社会适应力,以促进医疗效果,提升医疗服务层次。

（3）尊重患者的权益，提供客观正确的资料，保障患者的隐私权及自我决定权，并对所有得自专业服务过程中的资料保密。

（4）与医疗团队其他专业人员配合，将对患者社会、心理层面的了解提供给治疗人员参考，并参与患者的治疗计划且协助计划的完成。

（5）熟悉相关法律法规，掌握各项社会资源，为增进案主的机会与福利努力。

（6）与同事相互切磋，分享经验，并不断学习，接受各项在职训练及进修计划，以增进专业的技能，提升服务的品质。

（7）于时间及能力许可范围内，致力于医务社会工作的研究，将所学及经验教导新进工作人员，提供学生实习，以促进医务社会工作专业的成长。

医疗服务的特殊性决定了医务社会工作伦理的复杂性和专业性，本教材这一节主要是对价值与伦理的基本原则进行阐述，在本教材后面的具体临床实务中，将对医疗机构特殊环境中的伦理责任分别论述。

3.处理医务社会工作伦理困境的原则

在医疗社会工作实务中，社会工作者常会受到社会文化、制度、权力、政策和医疗机构的专业技术性、权威性及医院特有的伦理规范的冲击。在为服务对象提供服务的同时也会面临一些伦理两难的困境，即无论作出任何选择，始终会有一方的利益受到"损害"，而且处理一些伦理两难困境的方式也是灵活多样的，没有既定的对与错，使得医务社会工作者面临更多的伦理挑战，但是在作出选择时社会工作者必须遵循一定的原则。

（1）尊重与自主原则：医务社会工作者在医疗机构进行专业服务，必须对主要的服务对象（患者）权利有清晰的了解。尊重原则是一项基本的道德原则，该原则的基本含义是尊重患者及其作出的理性决定。不论医学如何现代化、科学化、技术化，临床医学的对象是具有尊严的人。医务社会工作者就是要秉承这样的一种理念对患者进行服务。自主原则是指在医疗活动中患者有独立的自愿的决定的权利，即患者的选择权利，如人体实验、医学研究、患者的隐私与保密、知情同意等。医务社会工作者必须要尊重患者的自主权，这是建立良好医患关系、顺利进行治疗的基础。

（2）公正与公益原则：公正是指在医疗领域对具有同样需要的人同等对待，特别是在基本医疗照顾方面，应力求做到人人享有保健，并以同样的服务态度、医疗水平对待有同样医疗需要的患者，不能因为医疗以外的其他因素来进行选择。尤其是在分配稀缺医疗资源时要坚持平等原则（每个服务对象都应该获得同样的服务）、需要原则（根据最迫切需要情况）、补偿原则（根据过去和目前遭遇到的压迫状况来分配，那些社会最弱势的群体应该优先得到服务）、贡献原则（根据个体的社会贡献来决定资源分配）。公益是指在医疗资源分配时应以多数人的共同医疗保健需求为主，以社会效益为主，尤其是关注弱势群体的需求。

（3）优先次序原则：是指遇到伦理两难的困境时，我们作出判断时要遵循一定的价值优先原则。一般主次序列为：生命价值原则—有利与无伤原则—患者自主原则—公正与公益原则。但要灵活应用各种原则，在某些原则中次要原则可以上升为主要原则；在原则主次序列选择时还要看原则指导的行为后果。

随着科学技术的发展，医学领域面临着更加复杂的伦理问题，医务社会工作者要具备与某些重大医疗议题（如安乐死、堕胎、器官移植、试管婴儿等）有关的伦理、医疗及法律知识，积极倡导先进的医疗理念,才能更好地为患者服务。同时,能够根据健康领域的最新变化考虑专业价值观和伦理规范的实践问题,在遭遇伦理两难时,可以通过集体研讨方式或学术研究方式来提供所需要的选择。

医务社会工作是一门实践性的专业,是一个依托理论并注重实务的社会服务职业。与其他学科的区别在于:医务社会工作是一门处理人与社会协调发展问题的专业,是服务于人、帮助人、引导人回归社会的专业。因此,更强调其助人的专业性及伦理道德。

课后思考

1. 什么是医务社会工作?其内涵外延发生了哪些变化?

2. 当前中国医务社会工作服务的优先介入领域是哪些方面?

3. 中国医务社会工作的现状如何?有何特点?

4. 医务社会工作者必须具备哪些知识基础和理论基础?

5. 运用本章中的信息,讨论医务社会工作者和健康医疗照顾团队其他成员的不同点。最基本的不同之处是什么?社会工作能给患者照顾带来什么独特之处?不同专业的不同伦理守则是什么?医务社会工作者应持有什么样的价值理念?社会工作者应如何最有效地在团队、机构或政策部门与其他专业人士展开合作?

案例讨论

1. 假如你是一家肿瘤医院的医务社会工作者,服务对象是一位高敏感的刚诊断出患有乳腺癌的女性患者,家里人都隐瞒着她,也要求医院瞒着她,医院要求你将实情告诉她,作为医务社会工作者你将如何处理?

2. 新浪网报道,北京人廖某因家境困难,妻子没有北京户口,不能享受该地区医保。为给患尿毒症的妻子做透析治疗,骗取医疗费17.2万元。假如你是医院社会工作者发现了这个问题,请问你会如何处理这个问题?

参考文献

[1] 王思斌.社会工作概论[M].2版.北京:高等教育出版社,2006.

[2] 刘继同.医务社会工作导论[M].北京:高等教育出版社,2008.

[3] 李迎生.社会工作概论[M].北京:中国人民大学出版社,2004.

[4] 秦燕.医务社会工作[M].2版.台北:巨流图书公司,2009.

[5] 高鉴国.社会工作价值与伦理[M].济南:山东人民出版社,2012.

[6] 陈钟林,黄晓燕.社会工作价值与伦理[M].北京:高等教育出版社,2011.

[7] 黄智雄.香港社会工作[M].北京:中国社会出版社,2013.

[8] 中国社会工作协会.中国社会工作发展报告(1988—2008)[M].北京:社会科学出版社,2009.

[9] 孟馥,王彤.医务社会工作与医院志愿者服务实用指南[M].上海:文汇出版社,2011.

[10] 莫黎黎.医务社会工作[M].台北:桂冠图书股份有限公司,2005.

[11] 罗肖泉. 践行社会正义——社会价值与伦理研究[M]. 北京:社会科学文献出版社,2005.

[12] 廖荣利. 社会工作概论[M]. 台北:三民书局,1998.

[13] 〔美〕洛伊斯·A·考尔斯. 医疗社会工作保健的视角[M]. 2 版. 刘梦,王献蜜,译. 北京:中国人民大学出版社,2011.

[14] 〔美〕布朗·莎拉·盖勒特·泰瑞亚瑟. 健康社会工作手册[M]. 季庆英,译. 北京:北京大学医学出版社,2012.

[15] 刘继同. 构建和谐医患关系与医务社会工作的专业使命[J]. 中国医院管理,2006,26(3):15 - 18.

[16] 刘继同. 转型期中国医务社会工作服务范围与优先介入领域研究[J]. 北京科技大学学报:社会科学版,2006,22(1):6 - 12.

[17] 刘继同,严俊,孔灵芝. 中国医药卫生体制改革蓝图与医务社会工作的战略地位[J]. 医学与社会,2010,23(5):4 - 6.

[18] 刘继同. 美国医院社会工作的历史发展过程与历史经验[J]. 中国医院管理,2007,(11):36 - 38.

[19] 张一奇,黄庆恒,王志文,等. 在现代医院开展医务社会工作的探讨[J]. 中华医院管理杂志,2003,19(2):84 - 86.

[20] 郭永松,吴水珍,张良吉,等. 美国及中国港台地区的医务社会工作状况及启示[J]. 中国医院管理,2009,29(2):21 - 22.

[21] 郭永松. 我国医院试行医务社会工作的初步研究[J]. 中国医院,2009,13(7):58 - 61.

[22] 戴羽,郭永松,张良志,等. 医务社会工作机构与岗位设置研究[J]. 中国医院管理,2009,29(2):20 - 21.

[23] 甄炳亮. 中国社会工作制度建设研究[J]. 社会工作,2007,(065):18 - 20.

[24] 李义军. 医务社会工作对疾病治疗康复的介入思考[J]. 医学与哲学:a,2009,30(7):36 - 38.

第2章

医务社会工作理论基础

YIWUSHEHUIGONGZUOLILUNJICHU

本章介绍治疗与保健模式的演变、生理—心理—社会模式；结构功能主义、社会互动理论、生态系统理论、增权理论等医学社会学理论；精神分析理论、认知行为理论与人本主义理论等医学心理学理论；以及各种理论在医务社会工作中的应用。

第一节　医学健康理念

随着科学的发展与社会的进步，关于医学健康的理念也在不断发生着变化：医疗行为从单纯的被动治疗疾病发展为全面的积极预防与保健；医疗场所从医疗机构扩展到社区照顾；医疗模式从传统的生物医疗模式过渡到生理—心理—社会模式。当今医学健康理念的发展为医务社会工作的开展提供了理念支持与发展空间。

一、治疗与保健理念的演变

（一）医学中治疗与保健模式的演变

在传统社会的认知里，医学意味着诊断与治疗疾病，普通人与医学的联系也仅止于"生病了—去医院—看医生"。医学治疗基本上是针对目前的健康问题进行"恢复的工作"，但目前大部分严重的疾病都无法彻底治愈。同时，当今人类面临的主要问题是慢性病，而不是急性传染病。因此，保健与健康管理的理念正逐渐取代治疗的思想，成为医学关注的重要领域。

医疗观念由治疗发展为保健。早在1978年，世界卫生组织（以下简称WHO）就将健康定义为"身体、心理和社会的完好状态，而不仅仅是没有疾病"。治疗指的是要矫正目前不良状态的努力，因而仅能保证个人处于"没有疾病"而非"健康"的状态。保健指的是提供支持性的援助，旨在促进健康成长和发展；在某个暂时性的疾病阶段，维持功能，消除痛苦；当疾病是永久性或不治之症时，最大限度地减少痛苦，给予安慰。由此可见，保健理念不单是在生病后消极地接受治疗，更重要的是在日常生活中积极预防疾病，促进自身身心与社会交往的和谐发展。

医疗领域由医院扩大到社区。20世纪50年代，西方国家开始关注为各类服务对象提供长期住院照顾产生的一些非人性化后果，从而兴起"去院舍化"运动摒弃"大而全"式的大型福利机构，让福利机构中的住院人士回归社区，充分运用社区中的正式与非正式资源，使服务对象享有"正常化"的生活权利，从而开启了社会工作中社区照顾的模式。其中，对残疾人士、慢性病患者和老年人的医疗保健照顾也是社区照顾模式的一个重要组成部分。

随着社会的发展,健康照顾的理念逐渐取代了片面的医疗照顾,由此将健康议题由医护人员扩展到医护人员以外,由医院扩展到社区,由医疗机构的临床治疗扩展到预防、保健、康复,由单纯的医疗活动扩大到社会文化,由被动的疾病治疗转变为积极主动的疾病预防、健康投资。

(二)社区照顾与医务社会工作

随着医学理念由治疗向保健发展,医务社会工作者的服务场所开始由医院走向社区。医务社会工作的内容可以分为医院照顾工作、社区照顾工作及疾病预防工作等。社区医疗照顾针对的是非急性住院的医疗照顾,因此社区医疗社会工作主要是社区、居家的医疗照顾,其服务对象主要是那些有医疗困难而需要长期照顾的患者及其家属,如失去生活自理能力的老年人、慢性病患者、身心障碍者(智障者、肢障者、视障者及语障者等)或慢性精神病患者。社区医务社会工作作为一种医疗活动,是正式的照顾服务;作为一种社会工作服务,强调的是社区照顾的理念,即在社区照顾(care in the community)、由社区照顾(care by the community)及为社区照顾(care for the community)。

1. 在社区照顾

在社区照顾,指有需要、并依赖外来照顾的人,在社区内设的小型服务机构或家庭住所中,接受专业工作人员的照顾,即专业照顾机构的小型化与社区化。体现在我国的医务社会工作领域,主要是医务社会工作者将患者作为社区照顾的服务对象,深入社区卫生服务中心、社区居家养老服务站等社区机构开展服务。由于服务领域从医院拓展到社区,照顾周期不单是从患者生病入院到治愈出院,还包括社区疾病风险的预防,对慢性疾病的社区保健;照顾范围也由短周期的院内集中服务扩展到为服务对象提供生活资助、情感支持、家庭照顾等。

2. 由社区照顾

由社区照顾,指对服务对象提供的服务,其中一部分是由家庭、朋友、邻居及社区内志愿者来提供的,这种照顾模式强调动用社区内非专业人士提供照顾服务。具体到我国的社区医务社会工作领域,则是指社区医务社会工作者充分整合各类非专业资源,以社区老年人、患者为核心,建立起服务对象互助、家庭、亲友、邻里、社区志愿者等层层覆盖的社区照顾网络。同时将医务社会工作的服务对象从在医院中接受治疗的患者,扩大到那些因为各种原因处于健康风险或处于不利状况的弱势、劣势群体,利用社区动员的方法发展社区志愿者队伍,对上述群体提供服务工作,并且有组织地从事某些疾病的预防、教育工作。

3. 为社区照顾

为社区照顾,指不单要关注社区的弱势群体,还要关注弱势群体的照顾者,以促进社区整体能力的提升。具体到社区医务社会工作领域,则是将患者家属等照顾者也纳入到社区医务社会工作者的服务对象,关注长期照料患者的人所面临的困境,为其普及医学知识,提供技术指导、情感支持、压力舒缓等服务,以促进社区照顾的可持续发展。同时,社区医务社会工作的职责还包括社区医疗服务政策的规划与推动,培训各类社区照顾人员的职业技能等,满足社区的医疗卫生需求,推动社区整体发展。

二、医学模式的转变

医学模式是以一定的思想观点和思维方式去研究医学的属性、职能和发展规律,是对健康和疾病总体特征及其本质的哲学概括,也是人类防治疾病和获取健康的经验总结。医学模式随医学进步而发展、演变,目前我国正处于传统生物医学模式向现代生理—心理—社会转变的过程中。

(一)从生物医学模式到生理—心理—社会模式

1. 传统的生物医学模式

传统的生物医学模式指人们运用生物与医学联系的观点认识生命、健康与疾病,认为健康是宿主(人体)、环境与病因三者之间动态平衡,这种平衡被破坏便发生疾病。该模式只注重生物医学方面的诊治,用静态的思维去考察人体,在其结构内没有给心理与社会的行为留下诊治与思维的空间。该模式从单一的生物学角度去理解健康和疾病,忽视了人的社会性及心理、社会因素对健康和疾病的影响,这限制了人们对健康和疾病的观察视角,妨碍人们对健康和疾病受到生物、心理和社会因素综合作用的全面认识。

2. 生理—心理—社会模式

生理—心理—社会模式最初是针对临床实践中的片面性而提出的。它要解决两个问题:诊断单一化的问题与医学对象的非人性的问题。生理—心理—社会模式要求整体地看待患者,从生理、心理、生态环境与社会行为等多方面综合考察影响患者健康的综合因素,表达了对人的本性和权利的全面尊重。

生理—心理—社会模式之所以能成为新医学范式,主要有三个理由。

(1)生理—心理—社会模式提出了医学发展的整合理念。把疾病的原因从单一的生物因素考量提升到从整体观念看待,突出了心理因素、社会因素(包括社会环境因素与人化自然环境因素)对人的健康的影响。

(2)生理—心理—社会模式符合新的健康观。WHO定义的健康不但是身体没有疾病,还要有完整的生理、心理状态和良好的适应能力。生理—心理—社会模式则从生物、心理、社会三个维度所形成的开放系统中,以系统的方式、整体的观念完整把握健康的内涵,因而比生物医学模式更具兼容力和解释力。

(3)在实践层面,生理—心理—社会模式提示出医疗实践必须通过整合,才能实现WHO对健康的要求和人类医学目的的要求。生理—心理—社会医学模式的整体观,要求关注个人身心与所处环境的和谐发展,注重预防、保健与治疗三方面的统一。

美国社会工作者协会的有关规定也积极地回应了上述医疗模式的转变。其对有关应急治疗医院的社会工作职责的定义为:当与疾病相关的社会和情绪需求影响患者的身体状况、治疗、康复及机构的转介时,社会工作者需要为患者及其家属提供社会工作服务,满足其生活和情绪需求。由此可见,生理—心理—社会模式为医务社会工作者提供了服务依据。

(二)生理—心理—社会模式与医务社会工作

医学由传统的生物医学模式演变为生理—心理—社会模式,将关注点从以疾病为中心转移到以患者为中心,进而扩展到家庭和社区。医务社会工作者以"全人"的视角,从社会和心理层面来评估并处理患者的问题,为服务对象整合"全队"资源,以医疗团队的形式共同为患者及其家属开展服务,同时促进社区公共卫生事业的发展。

1."全人"视角

生理—心理—社会模式有时也被称作"全人"视角,因为它试图探究人的"全方位画面"。它常常会与传统的生物医学模式进行对比,传统的生物医学模式强调的是健康问题的生理因素,关注的仅是个体的生理或精神疾病,而生理—心理—社会模式同时还关注健康问题的社会环境因素和结果。在该视角下,医务社会工作提倡将患者视为一个具有生物机能、理性意志、社会属性的统一体,疾病只是患者身体的一部分,因而对个人进行的服务不但包括身体症状,同时涵盖情感状态、社会网络、物质资源、文化的影响和认知能力。除了医护人员对服务对象的诊疗和护理,医务社会工作者还关注服务对象的精神状态、社会交往情况、物质需求等多方面的状况,乃至将患者家属、医护人员同样纳入服务范围,从"全人"视角扩展到"全家""全社区"的范围。

2."全队"服务

传统的生物医学模式单纯从生理学角度来界定健康状况,主要关注点是确定病因、疾病分类和临床诊断治疗。在这种模式下的工作团队只有医生与护士,由他们提供单方面的诊断治疗服务。生理—心理—社会模式则认为健康状况是多方面共同作用的结果,包括:基因遗传、习得性行为、文化的影响、物质环境的质量、社会经济地位、年龄和性别、所经历压力的总和及类型、问题处理方式、饮食、锻炼、社会支持、赋权意识,以及医疗保健的可获得性。这使得关于健康问题的工作团队仅仅由医护人员构成是不够的,必须包含医生、护士、护工、社会工作者、心理学家、相关社区工作人员、志愿者等各种职业与机构,为患者及其家属提供"全人"服务,这就是生理—心理—社会模式下的"全队"视角。其中,社会工作者虽非团队的绝对核心,却担任着至关重要的资源整合工作。由于每个服务对象的需求不同,"全队"式的工作团队成员并不是固定不变的,社会工作者在团队中的一大任务便是及时评估服务对象的需求,根据其需要寻找资源,如"黏合剂"般将服务对象需求的专业人士组合起来,"因人制宜"打造适合服务对象的工作团队。

医学健康理念从治疗到保健,医学由传统的生物医学模式演变为生理—心理—社会模式,使医务社会工作的理论与实务都发生了结构性变化,使医务社会工作从只关注身心健康的某个层面,上升为不但强调微观取向的临床治疗,而且注重宏观取向的疾病预防保健。有关疾病预防、群体健康、社区卫生和公共卫生、环境安全的各种理论与实务操作大量进入医务社会工作者工作领域,极大拓展了医务社会工作者工作的内涵与外延。

第二节　医学社会学理论

医学社会学从不同层面对患病行为与患者处境进行分析,为医务社会工作提供社会学的理论视角。本节介绍四种医学社会学理论:结构功能主义重视各系统间功能的相互作用,将疾病行为视为一种社会偏离;社会互动理论则强调人的角色是通过彼此互动形塑而来的,以此分析互动视角下的患者角色与疾病标签;生态系统理论提出应将个人的疾病问题放到社会环境中来考察,并从不同层面的系统寻找解决方法;增权理论则重视受助对象的无权状态及患者的无力感,认为应挖掘患者的潜能,使其从被动接受帮助到主动对抗疾病。

一、结构功能主义

(一)结构功能主义的主要观点

作为社会学的一个重要理论取向,结构功能主义主要分析满足社会整体需求和必要条件的社会力量和结构。该理论将社会视为由多个子系统构成的宏观整体,其中每种体系都具有特定的关系结构,每个系统的各个部分都履行着特定的功能和角色,从而推动社会整体向前发展。

结构功能主义的代表人物帕森斯(Parsons)认为,社会是具有一定结构或组织化手段的系统,社会的各组成部分以有序的方式互相关联,并对社会整体发挥着必要的功能。功能是维护社会均衡的有用的适当活动,是控制体系内结构与过程运行的条件。帕森斯认为,社会系统是趋于均衡的,系统内各部门的和谐关系,能够使体系达到均衡状态,避免变迁;体系内各部分的维持能够对抗外来压力。

美国社会学家默顿(Merton)是结构功能主义的主要代表人物之一。不同于帕森斯的宏大叙述,默顿更加看重中层理论的指导作用。在功能论上,他提出显功能和潜功能的概念,显功能指有助于系统的调整和适应的客观后果,是系统参与者所预料与认可的,潜功能是没有被预料与认可的功能。因此在进行功能分析时,应对系统进行全面的考核,充分考虑与挖掘潜功能。同时功能有正反之分,对群体的整合与内聚有贡献的是正功能,而功能失调或是推动系统裂变的功能称为反功能。默顿主张根据功能的正反来考察整个系统。

(二)帕森斯的"患者角色"理论

1951年,帕森斯在《社会系统》中提出"患者角色"这个概念。他强调,患者不仅仅只是患病的个体,而且患者也应该被认为是一种社会角色,因为社会对患者有一种社会期望,有一系列的制度和社会规范会强化这种社会期望。帕森斯所提出的患者角色这个概念可以描述为以下四个方面。

1. 患者被免除"正常"的社会角色

免除正常的社会角色活动和社会责任的理由是患者的患病,且这种疾病越严重,被免除的活动和责任将会越多。而这种责任的免除只有在医生的认可下,才能被免除,这是因为医生的判断不仅具有权威性,而且还能防止有人装病。

2. 患者对自己的疾病状态没有责任

个体的患病状态是患者自己所不能控制的。疾病要想得到康复,除了个人强烈的康复愿望,还必须施以行之有效的治疗措施。

3. 患病不符合社会需要,患者应该具有尝试祛病的愿望

患病是一种不合乎社会需要的状态,所以患病个体必须想要康复,而且有义务努力康复。这样,当患者或许正为其自身能暂时地合法地摆脱正常任务和角色责任暗自高兴时,他又要承担新的义务——想要并努力尽可能快地康复。

4. 患者应该寻求技术上适当的帮助和与医生合作

靠机体自发性治愈疾病或恢复健康的情况并不多见,这样,患者就担当了一种新义务,

即病患个体必须寻求医生的帮助,齐心协力从无力的疾病状态恢复到健康状态。总之,患者可以不用对自己所患疾病承担责任,同时某些正常的义务还可以有条件的、临时的免除;但是,与此同时,应认识到患病是不符合社会需要的一种状态,因此患者又必须承担以下两个新义务,一个是想要并且努力康复,一个是寻求技术上的帮助和与医生合作。这样,患者角色将涉及一种新利益和两种新义务。

帕森斯的患者角色理论则将分析对象明确到病态行为中,认为病态是一种功能性失调,医学系统是一种社会控制结构,用于抵消病态的功能失调。他认为患病是一种社会偏离行为,并不是人们所希望的状态,患者希望得到康复。帕森斯指出了患者在患病的情况下所表现出来的一系列角色行为,以及社会对患者的角色期待,这有利于医务社会工作者分析患者的"非常态"处境,以及在该处境下社会赋予患者的独特的权利和义务。

(三)结构功能主义在医务社会工作中的应用

结构功能主义视角反映在医务社会工作实践中,体现为其更加强调系统的观点。结构功能主义视角下,医务社会工作在宏观上关注社会体系与健康照顾体系之间的关系、作用和各自的地位。

1. 全面系统评估问题

在考察服务对象的身心健康状况时,不应单纯局限于疾病医疗模式,或个人归因模式,而应该更多地倾向于将个人的健康或疾病行为放到宏观取向的社会结构因素与社会制度安排中进行衡量,个人因素的作用有限。这种观点适用于群体和个人健康,精髓是将人放在结构关系中观察,是多视角系统的整合。在医务社会工作中,结构功能主义视角要求社会工作者将具体问题置于整个医疗系统、保障体系、政策框架乃至社会结构之中,明确服务对象在系统中所处的位置,分析各系统的相互依存与功能。

2. 在服务对象系统间建立多元的专业关系

医务社会工作者在对患者开展服务时,实际上根据患者与不同系统间的连接水平,会形成各种多元的专业关系,例如,系统后援者,直接补充或替代系统中无法供给的资源和讯息;系统连接者,协调医护人员、家属、志愿者、社会保障体系等为患者提供支持;系统维护者,开展压力舒缓、情感支持等工作以促进患者与外部系统内部的凝聚;系统发展者,在医院、社区中积极调适,以促进群体健康、公共卫生、社会保障事业的不断发展。

3. 动态对待系统的各个部分

随着疾病的发展或医疗的开展,服务对象在生理、心理、社会关系与行为等方面在不断地消长和变化,其与病友、医护人员、家属、社区乃至社会保障、社会政策体系等各系统之间的关系也在不断变化,因此需要不断和连续地重新评估。在开展工作中应善于借由某一次系统的改变和改善带动其他此系统的变化和提升,从而促使各系统之间建立起互惠互利的功能。

二、社会互动理论

(一)社会互动理论的主要观点

与结构功能主义将个人行为形塑于社会结构之中不同,社会互动理论试图理解个人间面对面交往的动态过程。互动论研究的是人们面对面的交往过程,以及引起或改变交往过程的主观反应。在互动过程中行动主体不断地意识到自身行动对他人的效果,同时根据他人的期望和反应不断调整自身行动。社会互动理论强调主观意识,认为社会结构是众人主观理解与行动的结果,其主要理论有符号互动论、角色理论等。

符号互动论者认为人类使用符号来彼此沟通,对行动者个人来说,群体互动既是互动的前提,也是互动的必不可少的环境和情境。互动的核心观点在于:人类创造与运用符号,并根据符号认识自我与所处情境,并对此作出反应。因此"符号互动"是社会互动的主要形式,人们对情境的反应,个人与个人、群体与群体、个人与群体的互动都依赖于能够表达共同意义的符号及其应用能力。

角色理论也是互动论的主要理论之一。每种社会角色都拥有其角色规范及与之相对的他人对该角色的期望。在互动过程中,双方都需遵循自身所扮演的角色规范进行交往,角色失调则可能引起互动中断或改变互动方向。通过角色规范,人们也能辨别与理解与之互动的角色,并对其作出与规范相符的预期。

(二)标签理论对患病的解释

互动论通过阐释疾病的社会性质,着手探讨对疾病的社会解释,而社会创造与标签理论正是相应的解释工具。和帕森斯不同,弗雷德森认为医生不是一个扮演患者角色的立法人,而是扮演患者角色社会可能性的创造者。这就要求我们既要研究为他人行为划定偏离的那些个体,也要研究有偏离的个体。他在谈到"互动"时指出:某些初级偏离被人们当做不符合愿望的行为单独挑出来予以惩罚,这样做会导致更多的偏离,于是便有更多的惩罚。在这个过程中个体最终会因这些惩罚感到受侮辱。这种偏离逐渐地就被划定出来,与社会的距离也巩固下来,个体就转到一种偏离角色上,从本质上变成了一个专业偏离者。这种对偏离的研究方法给人以三个重要启示:社会偏离并不存在于现实之中,只是被外加的获得性的结果,因此不应研究偏离者,而应研究那些给偏离者贴标签的人们;作为一个偏离者,其行为的设计可能已超出了他自己的能力,所以,偏离者的动机对理解偏离并不那么重要了;当社会作出行为表现之前,偏离还不会变为次级的,因而要理解偏离时,必须考虑人们是怎样管理这种获得性的偏离及个体对其作出何种反应。

弗雷德森采用了帕森斯的前提假设,即个体对他的健康状况没有责任及在患者角色中偏离是与疾病的严重程度成正比的。这两个前提假设转换为两个方面:其一,个体对他自己行为的获得性责任,若个体被划定对他的偏离负有责任,就落进了法律及其社会控制机制的范畴;若个体被划定不负有责任,就落进医疗及其社会控制机制范畴;其二,相对于正常状态的该行为偏离的获得性严重程度,若偏离很小,社会反映将会让个体离开他的通常角色,只表现为初级偏离;若偏离严重,社会反应会把这个不受欢迎的个体推进一个新的特定偏离角色中,表现为次级偏离。

弗雷德森认为,不同患病个体一旦被加上患病这个标签就可能遭遇不同的结果,而这种结果取决于患者被贴上的标签。患病状态具有三种合法性:有条件性合法地位,在这种情况下,偏离者暂时被免除正常的责任,并获得部分额外的特权去寻求帮助以摆脱偏离状态;无条件性合法地位,偏离者永久性地被免除正常责任并获得额外的特权,因为这种偏离是不可逆的;不合法的地位,因为他们的偏离,偏离者被免除一部分正常责任,医学技术尚不能解决他们的问题,他们几乎得不到特权,并常常遭到羞辱(表 2-1)。

表 2-1 个体不承担责任的偏离(患病)按获得性合法地位与严重程度划分的类型

获得性 严重程度	不合法的地位 (有耻辱性的)	条件性合法地位	无条件性合法地位
微小偏离	"口吃":部分地停止一些日常义务,几乎或完全没有新的权利,还要适应几个新的义务	"一次感冒":暂时停止极少的日常义务,暂时增加一些日常的权利,义务是要恢复	"麻子":在义务与权利上没有什么特殊改变
严重偏离	"癫痫":停止一些日常义务,要适应一些新义务,几乎或完全没有新的权利	"肺炎":暂时免于日常义务,增加一些日常权利,义务是配合治疗、寻求帮助	"癌症":永久性停止许多日常义务,增加了相当多的权利

(三)社会互动理论在医务社会工作中的应用

社会互动理论主要研究的是,在一定的社会关系背景下,个人与个人、群体与群体、个人与群体等在心理、行为上相互影响、相互作用的动态过程。具体到医务社会工作领域,则体现为患者角色的塑造过程:疾病是一种生理现象,但患者角色却是医生、家属、社区乃至社会在与患者互动的过程中塑造出来的。通常情况下患者对患者角色的适度认同有助于其在患病期间与社会环境的有效互动,从而帮助其适应患者角色或是尽快康复。患者认同不良则容易降低医患配合度,引发患者适应性与再社会化问题,患者角色认同不良通常表现为以下四种情况。

(1)角色行为冲突,是指患者在角色认同过程中,不愿意放弃原有的角色行为,从而导致两种角色行为的冲突。

(2)角色行为减退,是指患者在患病期间,由于突发事件引出新的角色行为,而使患者的角色行为减退。

(3)角色行为强化,是指患者在角色认同过程中,不但接受"患病"这一事实,而且安于现状,出现行为固执,对康复后承担其他社会角色也感到恐惧不安。

(4)角色行为缺失,是指患者不承认或者没有意识到自己是个患者,因此没有或拒绝对患者角色进行认同。

此外,社会互动论中的标签理论还表现为疾病歧视。人在群体中生活,无论思想、行为、感情等都是相互影响的。但是在相互影响中,疾病患者处于劣势,他们在群体中常常遭受耻辱和歧视。无论是历史上人们隔离与放逐的天花、麻风患者,还是至今仍为人们歧视的艾滋病、精神病、乙肝患者,他们都面临一个严峻的问题:是与疾病对抗,还是与人对抗。事实是他们在饱受疾病折磨的同时,还要面临来自家庭、朋友、社会的歧视。这种歧视是人们面对疾病危险的恐惧感,更是人们在疾病面前的一种无知和偏见。因此,医务社会工作者在面对不同疾病的患者时,除了让患者建立起正确的角色认同外,还要以正常人的态度面对患者、尊重患者,去除患者身上被疾病标注上的各种标签,将身患疾病的人视为独立的个体,而不是疾病的载体。同时在社区乃至社会倡导反歧视的文化机制,使因疾病、年龄、性别等原因成为弱势群体的人能够受到更加公平的待遇。

三、生态系统理论

(一)生态系统理论的基本观点

生态系统理论借用生态学中的"栖息地"一词来指代环境,栖息地指个人所在的文化脉络中的物理及社会环境。一般认为个人所生活的系统可以分为微观系统、中介系统、外在系统和宏观系统四个层次。微观系统指个人在特定的社会情境下,所经历过的活动、角色及人际关系模式;中介系统包含两个或两个以上社会情境的关联;外在系统指对于发展中的个人没有可主动参与到某些社会情境中,但发生在该情境中的事物对个人产生了影响;宏观系统指由各系统层次、文化、意识形态等组成的一个整体。

生态系统理论认为,个人为了维持生活历程的前进,必须与其栖息环境保持适当的调和度以达到顺利的适应,个人的认知能力使其在适应环境的过程中充满了主动性。当人类赖以生存的各系统因环境污染或资源过度开采遭受破坏时,生活于其中的个人便感受到紧绷或失调,从而引发各种压力事件。生态系统理论的主要观点包括:人生来就有能力与环境和他人互动,人与环境相互影响,形成一种互惠性的关系;个人的行动是有目的的,人类为了适者生存而竞争,因此发展的关键取决于环境给个人的主观意义内涵;要理解个人,就必须将其置于其生长环境及其所在的情境中;要了解问题,就要将个人的问题置于其所生活的整体空间来理解。

正是由于生态系统理论主张个人的发展是与其环境交流的结果,因此社会工作介入应该将个人置于其生活的场域之中,重点考察服务对象的生命周期、人际关系、所处的物理环境与社会情境及其适应性,并从社会变迁、环境脉络与调适度等层面帮助服务对象为自己作出较好的选择。

(二)"人在情境中"的视角

"人在情境中"在英语中有两种表达方式,一种是"person-in-situation",另外一种是"person-in-environment"。心理暨社会学派使用的就是"person-in-situation"这一表达方式,强调情境为个人的"situation"。该学派的"人在情境中"指个人受到其生存环境内的诸多因素的影响,并且人的内心事实及所处的社会环境经常处于交互作用状态,因此必须注重人的心理因素和社会因素。"person-in-environment"由美国社会工作者协会于1994年正式使用,"人在环境中"指用以描述服务对象的人际、环境、心理与身体健康状况的知识系统,该系统兼顾了服务对象的问题和能力,强调问题不仅来源于个体特质还存在于个人与环境的复杂性。

尽管"人在情境中"的表达方式不一,词汇背后关于人与环境关系的假设也不相同,综合而言,无论哪种表达方式都包含了三个层面:人的层面、环境的层面、人与环境的关系层面。不同的理论对人的层面、环境层面及人与环境的关系都有不同的看法。

"人在情境中"的视角依据系统理论和生态理论的核心思想,认为个人和他所处的环境处在多重的互动中,个人问题的产生是由于个人和环境之间的失衡所造成的。该视角亦强调人类行为和社会环境彼此影响程度并不对等,而以社会环境对人类行为的影响更大,强调当事人所处社会环境是个体问题产生的缘由。因此,社会工作使用"人在情境中"的观点把人的问题界定拉到其与生活环境间交流过程,意味着干预的策略不仅是提高个人的适应能力,也应该同时强调通过社会工作服务的开展,改善或改变个人所处的不利环境条件。

（三）生态系统理论在医务社会工作中的应用

在社会工作实务中,生态系统理论强调要理解个人在家庭、团体、社区中的社会活动功能。社会工作者应该从生活环境的不同层次系统之间的关联入手。在医务社会工作实践中,运用生态系统理论应注意到以下四个问题。

（1）服务对象遇到的问题不能完全归因于个人原因,而是多种变量互动的结果。在医务社会工作中,透过患病这个客观上的生理表现,医务社会工作者还应横向考察个人所处家庭、社区、地理环境和社会空间结构与疾病是否有所关联,纵向考察患者的近期活动过程、生命史、家族疾病史、季节时令、疾病发展史等时间序列与疾病是否存在关系,综合判断社会环境与疾病的关系。

（2）医务社会工作者为服务对象提供帮助的着眼点不能仅放在患者个人身上,应将其放置在环境中进行考察。从服务对象的处境出发,重视他人、个人支持网络、机构和社区资源,充分动员患者身边的正式与非正式资源,为患者与其所生活的环境之间建立起良好的联系。

（3）社会工作者必须不断评估服务对象与环境的动态关系来不断调整服务。从疾病的预防、保健到患病、康复或者死亡,医务社会工作者不但要面对动态的疾病发展过程,而且要注意到在此过程中患者及照顾者状态和需求的改变,社区、医院医疗系统、社会保障系统等中观与宏观系统的调整与变化,以帮助服务对象适应环境,为其争取更多的资源。

（4）从整体出发,将服务对象的问题放到不同层面的系统中去看待。个人面对的问题来自环境支持的薄弱、社会分配的不均,乃至社会环境与社会制度的限制。看似个人的疾病问题,事实上与家庭支持、社区环境、医院资源与社会保障体系都有着紧密的联系。

四、增权理论

（一）增权理论的基本观点

增权（empowerment）是和权力(power)及无权(powerlessness)密切相关的,因而更加关注处于经济弱势、社会边缘或政治缺权的群体。这类群体普遍存在资源缺失,其遭遇的不平等待遇阻碍受压迫社区中的个人、家庭和组织获得他们所需要的社会物品。这种不平等对个人或群体造成无权感,反过来又使社区或家庭系统不能很好地发挥功能。这些受到伤害的系统不能保护个人免于压迫情境的负面影响。这种恶性循环只有通过改变权力的分配才能够得到扭转,要达到这一目的只能通过增权的途径。

在社会工作中"增权"指的是增强权能。所谓权能是指一种能力,可以掌控自己生活空间与发展的各种有利动力,它具有以下四个正向的特质:影响个人生活的能力;一种自我价值的表现;有能力与他人一起工作来控制公共事务的生活面;得以接近或参与公共决策的机制。凡是会阻碍个人对自己生活空间或自我控制的机会就是缺乏权能。所以,从某种意义上来讲,无权可以看做是社会工作介入的对象,获得权能是社会工作介入的目标,而增权则是社会工作的途径。

增强权能取向的社会工作认为,个人需求不足和问题的出现是由于环境对个人的压迫造成的,社会工作为受助人提供帮助应该着重于增强受助人的权能,以对抗外在环境和优势群体的压迫。增权理论的基本假设有几个方面:①个人体验到的无力感十分深切,以致无法与环境交流、达到自我实现,而这种无力感的产生通常与环境的压迫有关;②社会环境中存在着直接与间接的障碍,阻碍了个人获得权能、实现自我,但这种障碍是可以改变的;③个人的权能是可以通过社会互动不断增加的;④受助人被视为有能力、有价值的个人;⑤社会工作者与受助人之间必须建立起合作性的伙伴关系。

(二)增权理论在医务社会工作中的应用

增权取向的社会工作反对传统社会工作扮演的"施恩者"与"解放者"角色。在"施恩者"传统中,工作者把服务对象看做是"受害者",是有缺陷因而无法适应环境的不幸人群的组成部分。因此社会工作者容易对服务对象产生优越感,视服务对象为不充分和无能力的。当扮演"解放者"角色时,社会工作者也把服务对象当做"受害者",不同的是服务对象被视为健全的个人,是因为环境的压迫限制了个人的发展,因此社会工作者主张服务对象寻求自主,增进个人权能,并倡导所在环境关于资源重新分配的改革。增权取向的社会工作反对施恩式的干预,鼓励受助者自己确定自己的生活目标,帮助他们确立自信,在社会工作者的协助下挖掘潜能,共同朝着可预见的美好蓝图而努力。

增权取向强调权能在社会关系中的重要性,要求工作者与服务对象建立起协同伙伴关系,在实务中更加注重服务对象的长处。增权取向的社会工作认为增权的历程取决于个人,而非依赖于助人者,因此增权活动强调个人是有能力的、有价值的,明确体现了社会工作中"案主自决"与"助人自助"的价值观念。

增权理论下的医务社会工作强调服务对象与工作团队要建构起协同的伙伴关系。患者由于生理上患有疾病,本就以弱势群体的身份出现在医院或社区。在患病与康复的过程中,医生又往往以权威的身份出现,患者则扮演消极接受帮助的角色,让渡出对自己生活的部分决策权,进一步削弱了患者的权能。医务社会工作则强调服务团队与患者之间平等的伙伴关系,患者不单是服务的接受者,更是服务团队的重要一员,治疗的过程正是分享权能的过程。在其中重视受助者的能力而非疾病与缺陷,确认其是积极的主体,告知其应有的权利、责任、需求。事实上,在医疗过程中患者的主观能动性一直都是对抗疾病的有效武器,让患者脱离过分依赖医生、消极乃至无权的状态,充分调动起其对抗疾病的主观能动性,让其明确自身才是解决问题的主体,使其积极参加到治疗工作中来。

医学社会学为医务社会工作提供了宏观的理论架构,不但注重临床诊疗中的互动过程,而且将医疗工作放到社会系统的宏观层面去考察。医学社会学的视角能够帮助医务社会工作者使用多视角整合的姿态去考察服务对象所处环境及其影响,明确所处的困境不是服务对象个人造成的问题,而是社会多方面共同形塑出来的。因此,运用医学社会学理论能够使医务社会工作者在服务过程中更加重视系统环境、社会互动对服务对象的影响,以及在整合社会资源时为其提供更广阔的视野。

第三节　医学心理学理论

医学心理学的各种理论,在医务社会工作基础研究与实践操作中具有指导意义。本节介绍三种医学心理学理论:精神分析理论,为医务社会工作者提供了一个认识服务对象内心世界的重要方法与途径;认知行为理论,将行为主义与认知理论相结合来探讨经历、认知与情绪、行为的关系;人本主义理论,认为人的本性是善良的,受客观环境影响。最后在心理学的基础上探讨医患关系及社会工作者在医患关系中的作用。

一、精神分析理论

(一)精神分析理论的基本观点

19世纪末,精神分析理论由弗洛伊德(Freud S.)所创立,提出并阐释了潜意识、人格结构、心理防御机制等概念。

1. 潜意识

弗洛伊德提出,人的心理活动分为意识、潜意识和前意识。意识是人们注意到的清晰的想法和感受。前意识是容易变成意识的潜意识,包括目前不在意识之中,但可以通过思考带入意识而被察觉的部分。潜意识是精神分析理论的核心,指不能被个体感知到的心理活动,包括被压抑的本能冲动、被意识遗忘的经历等。当某种心理过程存在却又无法觉察时,就是潜意识在起作用,它对人的影响是无处不在的。

2. 人格结构

弗洛伊德将人格结构分为三个部分:本我(id)、自我(ego)和超我(superego)。本我是生物性的本能冲动与心理动力的来源,是本能和欲望的体现者,为人的整个心理活动提供能量,强烈地要求得到发泄的机会。本我是潜意识的,不能被个体所知。自我大部分是意识的,也有部分是潜意识的,它既是从本我中发展出来,又是本我与外部世界的中介。它遵循现实原则进行操作,现实地解除个体的紧张状态以满足其欲望。超我,即道德化了的自我。超我的主要功能是控制行为,使其符合社会规范的要求,追求完美,同本我一样是非现实的,它经常批评本我、谴责自我。一个人的精神状态便是人格的三个部分相互矛盾、相互冲突的结果。

3. 心理防御机制

防御机制是精神分析理论的另一个重要概念,当潜意识中本我的欲望与实际条件发生矛盾时,会造成内部无法接受的冲突,个体会出现焦虑的防疫,而心理防御机制则是通过自我调适减轻焦虑的方法。表2-2是几种常见的心理防御机制。防御机制既有正向,也有负向。采用精神分析观点的治疗者往往会了解案主在何种情况下使用哪种范围机制,以挖掘其潜在的情感。

表2-2　自我普遍的防御机制

项目	表现
否认	不承认已发生的客观现实
替代	寻找替代品,将感受与行为从一个对象转移给另一个对象
投射	将自己无法接受的性格、欲望、动机等转移到他人身上,来指责他人的不正当
合理化	用貌似合理的解释来为自己无法接受的行为进行解释
反作用	又称反向,指压抑自己或社会无法接受的冲动并用相反的感受来替代

项目	表现
退化	个体遭遇挫折时出现倒退,表现出与实际年龄不符的幼稚行为
压抑	将不能忍受或感到痛苦的经验与情感排斥于意识之下,转入潜意识
认同	有意识或部分有意识地认同另一人的特质,以消除因无法满足欲望而产生的焦虑
幽默	积极的防御机制,用说笑的方法进行自嘲,以化解尴尬境地,维持心理稳定
升华	最积极与有建设性的防御机制,指将不易实现的欲望转变为较高尚的目标与方向

(二)精神分析理论在医务社会工作中的应用

精神分析理论认为个人问题都源于内在精神冲突,这些冲突与早期的经验有关,并且潜藏于潜意识中,理性是无法察觉潜意识的经验。因此,精神分析治疗的目标在于揭示内在冲突的根源,使个人获得自我了解。

弗洛伊德认为人类行为取决于非理性的力量、潜意识的动机,以及生物与本能的趋力,同时受到早期童年经历的影响。社会工作并不否认童年经历和环境对人的影响,但是社会工作认为每个人都是独立的个体,相信每个人无论其出生、经济地位、种族、文化背景、性别等如何,都应该得到尊重和平等的对待,人有潜能去改变自己。正因为基于这样的信念,社会工作者才会以社会工作为自己的终身职业,相信通过自己的努力会让服务对象的生活发生改变。在助人过程中双方的关系方面,弗洛伊德强调"移情"在治疗过程中的重要作用,所以在精神分析的治疗过程中,治疗者扮演的是一个"空白屏幕"的角色,他必须使用技巧让服务对象将过往经历投射到治疗者身上,这是一种被压抑的潜意识的释放,通过这个过程对这些创伤性的经历重新进行整合和分析。所以双方在治疗过程中建立了一种"情感转移"的关系。社会工作在辅导过程中强调社会工作者用"真我"去参与互动,社会工作者要真诚地向服务对象表达其感受,社会工作者有许多个人的投入,包括其情绪、感受,但是这种投入是一种以不伤害服务对象为前提的投入。其实社会工作者本身的投入不仅是对服务对象有利,让服务对象感受到一个真实的辅导人员,而且社会工作者本身需要和服务对象一同成长。

在医务社会工作实践中,尤其是慢性病的治疗与保健过程中,服务对象往往有着多次相似的就医与治疗经历,虽不同于寻求专业心理治疗的患者有着被强烈压抑的潜意识所导致的心理问题,但有可能初次或某次就医中的不愉快经历会导致服务对象在治疗过程中的不配合甚至轻微心理障碍。这种情况下,医务社会工作者就可以利用精神分析理论对服务对象进行辅导,使其放开心结、配合治疗。

二、认知行为理论

(一)认知行为理论的基本观点

认知行为理论由行为主义与社会认知理论两种流派整合而来,尽管二者有着不同的理论渊源,但在社会工作实践中常常被结合起来,为社会工作者提供更有效的服务方法。

1. 行为主义

行为主义将心理与行为分离开来,认为人的行为都是经过学习而获得,也能通过学习而更改、增加或者消失。促使个体学习的动机为强化,若一个人的行为受到奖励,或该行为得到意料之外的好评,这种行为则很容易被学习而且也比较会持续维持。反复强化的一种结果是泛化,即某些相似的环境刺激也会引起相同的行为。相反,若一个人的行为受到惩罚,或者该行为得到不希望的结果,这种行为将会很难以持续维持,这被称为消退。在行为主义中,人的行为是可以被控制的,行为理论常用的干预技巧为系统脱敏疗法、厌恶疗法、冲击疗法等。

班杜拉(Bandrua A.)在1961年提出社会学习理论,他认为人的复杂行为的学习是通过后天习得的,观察学习与示范是行为习得的重要途径。通过注意(学习者观看榜样)、记忆(记住榜样行为特征)、行动(模仿榜样行为)、强化(增加或减少行为的再发次数)这四个步骤,学习者习得及强化了某种新的行为。

2. 社会认知理论

社会认知理论认为人的情绪、认知和行为之间相互联系。人的行为受到学习过程中对环境的观察与解释的影响,因此要修正人的行为,就必须先改正人的认知。认知理论强调内在认知与外在环境之间的互动,行为与认知相伴而生,认知可以改变行为,行为也影响着认知。

艾利斯(Ellis A.)提出了"ABC理性情绪理论",A代表引发事件(activation events),即当前发生的事件;B代表服务对象的信念(beliefs),即人们的认识和评价;C代表发生事件和人们思考之后带来的情绪结果(consequences)。如果人们有正确的认知,他的行为与情绪就是正常的;如果人们的认知是错误的,那么就会有非理性的情绪与行为。因此关键在于修正对所发生事件的认知偏差。

(二)认知行为疗法在医务社会工作中的应用

认知行为理论将认知用于行为修正上,强调认知在解决问题过程中的重要性,认为外在的行为改变最终都会影响个人行为的改变。该理论认为,非理性的认知会导致不正确的情绪与行为。在医务社会工作中,非理性的认知较容易出现在对疾病的认知中,如患者容易将所患疾病放大,产生愤怒、犹豫、无助等消极情绪,并进一步将生活中的不如意归因为患病,从而导致非理性的行为。

因此,认知理论在医务社会工作的应用过程中,首先,应该认定服务对象的问题不是固有的,其问题和行为都是学习得来的,所以也是可以通过学习改变的,因此可以通过观察、模仿或榜样示范作用建立患者对现状的积极认识;其次,问题不仅仅是外在行为层面的问题,更是认知的结果,帮助服务对象的关键是协助其在正确认知的基础上成为自己的咨询者和帮助者,正确看待疾病及其对自己的影响,以达到调节和控制自己情绪和行为的效果;再次,要尊重个人的自主决定和信念。认知行为理论主张,个人知识经验的形成是积极主动的,个人的认知和生活形态是通过正确解读患病事件和其他相关环境事件的意义,有效地自我调适来建构和调节的。最后,要在正确认知的基础上建立良好的专业关系,并鼓励服务对象形成积极的态度,改变其错误的认知或不切实际的期待及其他偏颇和不理性的想法,修正不理性的自我对话,加强其解决问题、自我控制和自我管理的能力。

三、人本主义理论

(一)人本主义理论的基本观点

人本主义理论是由心理学家罗杰斯(Rogers C.)提出的,他认为人天生具有自我实现与自我理解、维持自身健康成长、选择与控制自我命运的潜能,但外部环境可能阻碍潜能的发挥。人本主义主要有以下概念。

1. 潜能论

人本主义认为,人本质上具有自我实现与自我理解的动力,这就是潜能。个体的发展过程会追求积极关注,即个人从他人处获得的温暖、同情、关心、认可、友爱、尊敬等。个体发展时首先从父母和其他重要成年人处获得积极关注,孩子也习得了服从父母和成年人意旨就能获得积极关注,这成为有条件积极关注,成年社会的价值规范则形成了获得积极关注所需要的价值条件。儿童反复体验这些条件会内化为"自我"的一部分。个体将他人关注(评价)内化为自我关注(评价),对自己行为持肯定态度就是自尊。当显示体验与"自我"有分歧时会发生自我失调。人本主义认为,一个人是在有许多社会规范即价值条件限制的有条件关注,还是在不带价值限制的无条件关注中长大,对个人潜能的充分发挥起着重大的影响。

2. 自我论

自我概念,是指个人会在自我发展的过程中对自我的主观直觉构成综合的具有独特性的"我"。自我概念随个人经验的增多而发展,可发展形成"理想我",即个人所期望的自我,与之对应的是"现实我",即对自己现状的评价。个人的理想我与现实我越接近,这个人的适应越良好,心理越健康。反之,若二者距离越来越远,将会使其适应越来越困难,心理健康水平越来越低下。一个人以自我概念为依据,评价自己的处事经验。如果获得的经验与自我概念不符,就会产生焦虑,长期的焦虑则引起情绪障碍。因此,经验和自我概念之间保持动态的适应性是心理健康表现。

3. 功能完备论

罗杰斯认为,能够代表人类最终"实现"的人,就是能以最满意的方式适应环境,并能积极地趋向现实的发展方向,自我与经验之间和谐,与他人关系和谐,能清楚地知道内在体验,但并不防御或扭曲体验。这就是功能完备的人。当自我概念与经验之间不协调,就会产生自我失调。这种不协调乃是人类适应不良的根源,具体表现为焦虑。罗杰斯认为不协调的原因是条件性积极关注所致,所以,提倡用无条件积极关注来消除这种不协调。

(二)人本主义理论在医务社会工作中的应用

人本主义强调潜能与环境的相互影响,对医务社会工作而言,在医院这个场域中,患者面临疾病带来的生理变化,感受到医生护士与患者关系中相对权威及家属对患者态度的这些条件性积极关注,容易埋没潜能,从而影响其自我认同。

人本主义下的社会工作认为服务对象出现问题是因为服务对象的自我实现倾向受到了阻碍,但是在一个真诚的氛围里服务对象完全有自我导向和重新对自己整合并对自己行为负责的人。因此要求助人者完全以一种平等的态度来接纳服务对象,将服务对象视为一个人,而非一种疾病。社会工作在对待服务对象的态度上渗透了人本主义的精神,无论服务对象遭遇怎样的疾病、发生怎样的生理变化,社会工作者都应该无条件的接纳服务对象,这种接纳并不是放任患者角色下服务对象的所有行为,而是以一种开放的状态让服务对象体验到外界支持其改变的可能性。在多数的服务中,社会工作者扮演的不是一个专家的角色,也不轻易对服务对象进行诊断和治疗,而是和服务对象一起来挖掘问题解决的可能性,并支持服务对象的行动。在辅导的目的方面,人本主义下的社会工作帮助服务对象的重点并不在于他所带来的问题,而是服务对象自己,只有服务对象在助人过程中成长了,就会用一个崭新的自由、负责、自我导向的自我去解决求助时及将来面临的问题。社会工作强调"此时此刻"而不是"彼时彼地"。因此,辅导的重点可能并不在于深入分析案主过往的经历和"未完成之事",而是看此刻案主的状态,他的情绪、行为和思维,成长动机的大小。体现在医务社会工作上,则更注重评估患者在此时的身心状态与社会支持程度,与患者共同面对疾病的治疗过程。

四、患者心理与医患关系

(一)患者心理

由于疾病带来的生理变化,患者容易产生消极情绪,如否认、怀疑、愤怒、忧郁、依赖等,对医疗过程也更加敏感,带着患有疾病的消极情绪与医护人员接触,若遭遇令自己不满的情况,不能很好调控自己的情绪,则很容易发生医患纠纷。传统的医疗模式中,医生扮演权威角色,患者往往成为有缺陷的"求助者",这有可能造成医务人员态度上的家长制倾向。而在当前,患方的自我意识增强,对医务人员的服务质量和态度提出更高的要求,从而造成传统医方支配地位与患者逐渐增强的自我保护意识之间的矛盾。一些患方对医务人员带有过高的期望,在诊疗结果未达到预期时,思维偏激,怀疑臆断,将责任完全推卸于医方的诊疗水平;一些患方会将病痛或失去亲人的负性情绪转移至医方以发泄心中悲痛与不满;甚至还有部分患方以减免医疗费用或者获取高额经济补偿为目的进行医闹。此外,医疗资源的紧张造成大医院人满为患的常态,在满负荷甚至超负荷的工作状态下,医患双方缺乏足够的时间进行有效沟通,也容易形成医患纠纷。因此,患方需要正确认识医疗科学的局限性和医疗过程中的不确定性等特点,调整期望和心态,正视医疗结果,理性看待医疗过程。医患双方都需要换位思考,在治疗生理疾病的同时注意患者心理的变化与调适。

(二)医务社会工作在医患关系中的作用

患者及其家属在就医过程中表现出的需求包括以下几个方面:患者克服生理痛苦和获得健康的需求;增强沟通,了解疾病信息的需求;寻求资源,获得经济援助的需求;情感支持与关爱的需求;压力舒解和情绪疏导的需求。这些需求若不能满足,往往就会造成医患关系的紧张。医务社会工作能够通过评估服务对象的需求,在构建和谐医患关系中发挥作用,包括评估患者及其家庭的需求与问题,制订解决问题的计划,包括高危险群体的筛选、社会评估和社会心理评估;协助患者及其家属在心理、态度、行为与环境方面的改变,包括社会适应方面的咨询、危机介入、心理治疗、社会资源整合及支持性服务;寻求和整合社会资源,包括经济支持、照护者资源、对医疗保障政策的了解等;促使医院内部在对患者服务的政策、措施、服务程序方面的改善,包括组织架构、工作流程的修正,以符合改善患者在治疗过程中的体验;与医院或社区机构的工作人员共同组成工作团队,共同探讨患者及其家属获得有关预防疾病、照护知识及病患相关的资讯。

医务社会工作的基本宗旨就是以人为本,通过努力使医院的物质文明、精神文明处于有序发展的状态,保持和谐的医疗秩序和医疗环境,构建一个医患关系和谐、员工和睦相处、医疗秩序稳定、利益关系协调、充满创造活力的医院。其中,医务社会工作强调人与人、人与医院、医院与社会的和谐,一方面是医院内部的和谐,包括医院与员工,员工与员工之间的和谐,另一方面是医院与社会的和谐,也即医患关系、医院与社会关系、医院与社区关系的和谐。随着经济社会与医学实践的发展,医学模式向生理—心理—社会医学模式的转变,人们对于健康的内涵也产生了全新的认识。人们开始从全方位、多层次的角度去探索生命过程及其变化规律,逐渐认识健康不仅仅是指生理方面没有疾病,也包含了精神的愉悦、社会生存与社会关系的良好状态,对健康的维护牵涉疾病预防与控制上的社会、心理预防问题。这也进一步催生了医院人本管理及和谐医患关系的构建。所以,现代医务社会工作的发展进一步拓展至对健康的促进与保护,对疾病的社会预防,以及对和谐医患关系的追求。

医学心理学强调知、情、意与人格的统一,强调个体心理与外部环境、个体心理与生理学之间存在互相作用、互相影响的关系,它为医务社会工作深层次剖析服务对象问题、理解服务对象需求提供了理论工具。医学心理学帮助医务社会工作者更好地将服务对象的问题放到动态的、发展的历史脉络中去分析,剖析情绪、认知、行为之间的相互关系,挖掘服务对象的潜能,其以人为本的理念也为医务社会工作者工作提供了最基本的价值基础和思想基础。

课后思考

1.近年来医院开始从"只是治疗患者的地方"发展为实行健康教育的重要场所,医务社会工作者的职能在此发展过程中有了怎样的变化?

2.不同流派的社会学理论在医务社会工作实践中如何运用?

3.帕森斯的"患者角色"理论与弗雷德森的患者标签论在对患者所处角色的分析上有何异同?

4.医学心理学理论在医务社会工作实践中有何指导意义?

5.人文主义思想是如何在医务社会工作的价值伦理中体现的?

案例讨论

1.小安因精神出现问题,在上到初三年级的时候因病住进了医院,经过一段时间的治疗,病情有了一些好转。小安出院后,感到自己由于精神出现问题而住院,使得原来的朋友和同学纷纷疏远他,邻居也常在背后指指点点,小安本身性格就比较内向,现在更加精神焦虑,希望能够回到医院继续治疗而不愿意出院。请使用一个理论来分析该案例,并在此理论框架下谈谈医务社会工作者应该如何介入?

2.近年来医患矛盾不断升级,据不完全统计,77.33%的医院出现过患者及其家属殴打辱骂医务人员的现象。2013年2月16日,上海某医院急诊科一名医生被患者家属打伤。事发经过是患者入院时住院部病房无床位,该患者被收治急诊。当天早晨医生查房时,患者的一名家属突然冲上前,对医生的面部和头部出手。目击者称,在被打过程中,"医生没还口,也没还手"。事发后,110到场,警察在询问打人原因时,打人者表示因对"为什么不让老人住院"不满而动手。请问造成医患矛盾的原因有哪些？结合案例，谈谈医务社会工作者应如何避免此类事件发生？事件发生后，医务社会工作者又应如何介入？

参考文献

[1] Talcott P..The Social System[M].New York：Free Press,1951.

[2] Robert K.M..Social Theory and Social Structure[M].Glencoe, IL：Free Press, 1949.

[3] 刘继同.医务社会工作导论[M].北京：高等教育出版社,2008.

[4] 〔美〕洛伊斯·A·考尔斯.医疗社会工作保健的视角[M].刘梦,王献蜜,译.北京：中国人民大学出版社,2011.

[5] 〔美〕乔纳森·特纳.社会学理论的结构[M].邱泽奇,译.北京：华夏出版社,2001.

[6] 宋丽玉,曾华源,施教裕,等.社会工作理论：处遇模式与案例分析[M].台北：洪叶文化事业有限公司,2010.

[7] 秦燕.医务社会工作[M].台北：巨流图书公司,2010.

[8] 宋林飞.西方社会学理论[M].南京：南京大学出版社,2001.

[9] 姜乾金.医学心理学：理论,方法与临床[M].北京：人民卫生出版社,2012.

[10] 张广森.生物—心里—社会医学模式：医学整合的学术范式[J].医学与哲学：a,2009,30(9):8-10.

[11] 黄尊华,樊民胜.疾病歧视的思考[J].医学与社会,2007,20(1):31-32.

[12] 郭广春.医学社会学的互动理论研究——社会创造与标定下的角色偏离及其扩充分类[J].中国社会医学杂志,2007,24(3):145-147.

[13] 宁玉梅.人在情境中：生态系统理论和增权理论的比较[J].学理论,2013,(25):130-131.

[14] 陈树强.增权：社会工作理论与实践的新视角[J].社会学研究,2003,(5):70-83.

[15] 杜元可.精神分析和人本主义人性观之比较及其对社会工作的影响[J].知识经济,2010,(13):59-60.

[16] 刘继同.构建和谐医患关系与医务社会工作的专业使命[J]..中国医院管理,2006,26(3):15-18.

第3章

我国医务社会工作实务环境

WOGUOYIWUSHEHUIGONGZUOSHIWUHUANJING

本章从公共卫生服务体系、医疗服务体系、基本医疗保障体系三个方面介绍我国医务社会工作实务环境,了解我国医疗卫生事业发展的过程及医务社会工作在其中所发挥的作用。

第一节　我国的公共卫生服务体系

公共卫生服务是医务社会工作实务介入的重要领域,医务社会工作对公共卫生具有"多种功能"。我国的公共卫生服务体系包括疾病预防控制、健康教育、妇幼保健、精神卫生、卫生应急、采供血、卫生监督和计划生育等专业公共卫生服务网络,以及以基层医疗卫生服务网络为基础、承担公共卫生服务功能的医疗卫生服务体系。

一、我国公共卫生事业的变迁

我国的公共卫生服务体系在新中国成立初期创立了"预防为主"的模式,而 20 世纪 80年代出现了"重治轻防"的倒退,进入 21 世纪,在抗击"非典"后逐步确立服务"大众健康"的发展目标。

(一)我国公共卫生事业的创建

新中国成立之初,我国的卫生工作面临的是一个疾病丛生、缺医少药的严重局面。急、慢性传染病,寄生虫病和地方病等疾病严重威胁着人民生命健康。例如,根据 1900 年到1949 年的不完全统计,全国鼠疫发患者数达 1155884 人,死亡 1028808 人,鼠疫波及 20 个省、自治区的 549 个县。为了加强对公共卫生事业的领导,1949 年 11 月,在卫生部内设立了专管卫生防疫工作的公共卫生局,统一负责全国的传染病、交通检疫、环境卫生、食品卫生、学校卫生、劳动卫生和卫生监督等卫生防疫工作。1952 年,成立了爱国卫生运动委员会,并在全国各地设立了爱国卫生运动委员会办公室,归各级政府领导。爱国卫生运动委员会组织和发动全国人民起来讲究卫生、除"四害"、消灭疾病。1953 年,公共卫生局改称为卫生防疫司。

1952 年根据开展爱国卫生运动的经验,制定了"面向工农兵、预防为主、团结中西医、卫生工作与群众运动相结合"的正确方针。在卫生部的统一领导下,针对公共卫生的不同领域,我国逐步组建了包括卫生防疫、地方病控制、妇幼保健等部分组成的公共卫生机构体系。这一时期我国的公共卫生事业取得了举世瞩目的成就,受到国际社会的高度评价。1980 年中国在公共卫生方面的成就和经验被世界卫生组织和世界银行誉为"以最少投入获得了最大健康收益"的"中国模式",并在世界其他国家宣传和推广。

（二）我国公共卫生事业市场化尝试的困境

20世纪80年代开始，政府开始鼓励防疫机构开展有偿服务以弥补国家的财政投入不足，公共卫生服务体系的公益性功能逐渐被削弱。1980—2002年，政府的公共卫生支出绝对数增长，但公共卫生支出费用占财政支出的比重从1980年的3.2%下降到2002年的2.6%，占卫生事业总费用的比重从27.3%下降到10.1%，占GDP比重从0.9%下降到0.6%。2003年非典后，政府大幅度提高对公共卫生的投入，加强财政转移支付，公共卫生事业又有了新的大发展。

（三）我国公共卫生事业的新发展

2006年《中共中央关于构建社会主义和谐社会若干重大问题的决定》指出"加强公共卫生体系建设，开展爱国卫生运动，发展妇幼卫生事业，加强医学研究，提高重大疾病预防控制能力和医疗救治能力"，"为群众提供安全、有效、方便、价廉的公共卫生和基本医疗服务"，体现了我国政府对公共卫生事业建设的高度重视。

2012年国务院颁布的《卫生事业发展"十二五"规划》明确，在"十二五"期间，我国基本公共卫生服务均等化水平将明显提高。到2015年人均基本公共卫生服务经费标准达到40元以上，国家免费向全体居民提供国家基本公共卫生服务包，包括建立居民健康档案、健康教育、预防接种、0～6岁儿童健康管理、孕产妇健康管理、老年人健康管理、高血压和2型糖尿病患者健康管理、重性精神疾病患者管理、传染病及突发公共卫生事件报告和处理、卫生监督协管等10类41项服务。针对特殊疾病、重点人群和特殊地区，国家实施重大公共卫生服务项目，如对农村孕产妇住院分娩补助、15岁以下人群补种乙肝疫苗、消除燃煤型氟中毒危害、农村妇女孕前和孕早期补服叶酸、无害化卫生厕所建设、贫困白内障患者复明、农村适龄妇女宫颈癌和乳腺癌检查、预防艾滋病母婴传播等，由政府组织进行直接干预。

二、我国公共卫生体系的功能与组织结构

按照我国现有的机构设置惯例和分工，公共卫生体系主要由六个子系统组成，即疾病预防控制体系、卫生监督执法体系、医疗救治体系、突发公共卫生事件应急指挥体系、妇幼卫生保健体系及基本医疗卫生服务体系。

（一）疾病预防控制体系

我国的疾病预防体系过去是以各级卫生防疫站为主体，2002年1月23日成立的中国疾病预防控制中心（以下简称"中国疾控中心"）是由政府举办的实施国家级疾病预防控制与公共卫生技术管理和服务的公益事业单位。目前，我国已在各省、自治区、直辖市设立了相应的分支机构。改制后的疾病预防体系机构，履行政府的疾病预防控制职能。主要职责为疾病预防与控制、突发公共卫生事件应急处置、疫情及健康相关因素信息管理、健康危害因素监测与干预、实验室检测检验与评价、健康教育与健康促进、技术管理应用研究与指导。

目前，我国以疾病预防控制机构为主体，以乡镇（街道）卫生院（社区卫生服务中心）、村（居民区）卫生室（社区卫生服务站）为基础，形成覆盖到村（居民区）的所有医疗机构的疾病预防控制网络。在这个体系中，医务社会工作的介入可提高公共卫生领域的工作效率，使服务更加贴近需要者。医务社会工作者以社区为平台，调查研究与评估有关社区居民的需要

及卫生服务的功效;协调社区居民自助自动,研讨设计和推行社区各项卫生保健工作等。

（二）卫生监督执法体系

以各级卫生监督机构为主体,承担卫生行政卫生监督职能,并建立乡镇(街道)卫生监督执法分支机构为基础的城乡一体化的卫生监督执法网络。主要职责是依照国家的法律法规,行使卫生行政执法监督工作,并对重大食物中毒、职业中毒等公共卫生突发事件依法进行调查处理及现场卫生监督;开展卫生法律、法规知识的宣传教育和咨询服务工作等。

在中国的卫生监督执法体系中,医务社会工作者可以参加各种卫生行政法规的制定或修订工作;参与各种教育培训计划和实施,其中重点是家庭和社会层面的卫生服务;充当卫生行政与社会福利行政间的协调者,实现卫生、教育和福利三者合一的目标。

（三）医疗救治体系

医疗救治体系是一个综合性应急救治组合,承担社会公共卫生应急救治任务。由各级各类医疗机构、各级院前急救机构(急救中心、站)及采供血机构等组成的医疗救治服务网络。依托于综合性医院和符合规范要求的传染病医院和相关专科医院;定点对各类中毒、核辐射等伤害进行救治;在综合性医院或专科医院设立符合隔离防护要求的独立的传染病病房(区)。

医务社会工作者具有一定的医疗服务专业知识,又深入了解各类卫生机构的具体情况,在完成医疗救治任务时能更好地促进医疗服务使用者和卫生机构的沟通,并为使用者提供资源和服务。所以,在医疗救治体系中社会工作起着十分重要的作用。

（四）突发公共卫生事件应急指挥体系

突发公共卫生事件应急指挥体系是以政府的卫生部门为主,建立公共卫生应急组织及其办事机构,组织疾病预防控制体系、卫生监督体系、医疗救治体系,对社会突发公共卫生事件进行应急处置。2003 年颁布的《突发公共卫生事件应急条例》、2007 年 8 月颁布的《中华人民共和国突发事件应对法》等法律法规,推动卫生应急工作走上法制化和规范化轨道。突发公共卫生事件应急指挥体系主要职责:①建立应急预案体系和应急物资、技术的储备;②构建公共卫生应急指挥信息系统,开展应急卫生知识和技能培训;③开展应急救援宣传活动,动员群众应对突发公共卫生事件;④协调政府其他部门对突发公共卫生事件作出必要的响应。

在这个体系中,医务社会工作者通过在突发事件不同时序中的介入,使事件给人造成的危害降到最低限度。医务社会工作者通过事前介入,进行制度构建,为突发公共卫生事件的可能受害群体构筑起安全的制度网络,预防突发事件可能带来的重创;事中的介入是个体甚至群体的惯习发生变迁,从而建构新的惯习;事后介入则创建新的场域,为事件的受害者及其关系人提供抚平创伤的温馨环境,为预防同类或相关事件再次发生营造适当的氛围。

（五）妇幼卫生保健体系

妇幼卫生保健体系是以妇幼保健机构为主体,以乡镇(街道)卫生院(社区卫生服务中心)为基础的妇幼保健网络。主要职责包括宣传贯彻《中华人民共和国母婴保健法》和国家妇幼卫生工作的方针政策;开展妇幼保健工作;保障生殖健康;推行妇幼保健技术服务。这也是医务社会工作介入的领域。

（六）基本医疗卫生服务体系

根据我国卫生部新的政策,将基本医疗卫生服务体系纳入公共卫生服体系。我国基本医疗卫生服务主要是对居民免费提供计划免疫、妇幼卫生保健、健康管理等 10 类 40 项基本公共卫生服务。这些服务由社区卫生服务机构、乡镇卫生院和村卫生室提供。基本医疗服务费用按成本提供 30 种一般性疾病诊疗和 74 种药品的基本医疗服务,由政府、社会、个人三方合理分担,门诊费用由新型农村合作医疗和城镇居民基本医疗保险门诊统筹经费支付。

在妇幼卫生保健体系和基本医疗卫生服务体系中,医务社会工作者向服务使用者提供有关服务信息,解释有关服务事宜,为使用者提供最适当的资源和服务。

第二节　我国的医疗服务体系

我国的医疗服务体系是在农村建立起以县级医院为龙头、乡镇卫生院和村卫生室为基础的农村三级医疗卫生服务网络,和在城市建立起的各级各类医院与社区卫生服务机构分工协作的新型城市医疗卫生服务体系。医务社会工作可以将健康与福利有机地整合起来,为患者及其家属提供各式各样的"非医学诊疗"社会服务与公共服务。

一、医疗服务体系的历史变迁

我国的医疗服务体系是国家主导的,以计划经济体制为基础建立起来的。随着计划经济体制向市场经济体制的转轨,医疗机构的公益性也转向趋利性,影响到卫生资源使用的公平性。2005 年开始的新医改,从整体上规划完善了医疗卫生体系,公立医疗机构回归公益性质。

（一）计划经济时期的医疗服务体系

新中国成立后,我国政府以"预防为主、以农村为重点、中西医结合"的原则,建立起完善的城市和农村医疗卫生服务网络,并取得了显著成就。虽然医疗卫生服务水平受制于当时的经济发展水平,但是医疗机构布局相对合理。三级医疗体系在城镇由市、区两级医院和街道、厂矿门诊组成,在农村则是由县医院、乡镇卫生院和村卫生室组成。国家较为重视基层卫生机构的建设。1965 年毛泽东发表"626"指示,号召"把医疗卫生重点放在农村"。全国各地通过各种短期培训,培养了一大批不拿工资、不脱产的农民"用得起"的"赤脚医生"。联合国妇女儿童基金会在 1980—1981 年年报中指出,中国的"赤脚医生"制度在落后的农村地区提供了初级护理,为不发达国家提高医疗卫生水平提供了样本。

但是在"文化大革命"时期,卫生事业发展受到了严重的影响,国家在经济上濒于崩溃,财政基础薄弱,卫生费用紧缺;医疗卫生队伍青黄不接,领导水平、技术水平、工作效率都十分低下,很多医疗机构硬件设施落后,医生护士比例失调,护理人员不足,专家、学者、专业人员知识老化;许多地方疾病多发,卫生状况差。

（二）市场化导向的医疗卫生体制改革

1981 年 3 月,卫生部下发了《医院经济管理暂行办法》和《关于加强卫生机构经济管理的意见》,开始扭转卫生机构经营核算不善的局面。在此基础上,1982 年卫生部颁布《全国医院工作条例》，以行政法规形式明确了对医院相关工作要求。1985年开始的医院改革主要是针对管理体制、运行机制方面的问题，核心思想是"放权让利"，扩大医院自主权。但是政府直接投入逐步减少，提出"建设靠国家、吃饭靠自己"的要求，"给政策不给钱"的做法，使医疗机构的行为模式开始改变，逐步走向市场化。1992年9月，国务院下发《关于深化卫生医疗体制改革的几点意见》，鼓励医院创收，弥补收入不足，公立医疗机构的公益性质逐渐淡化，追求经济利益导向在卫生医疗领域蔓延开来。一些地方开始公开拍卖、出售乡镇卫生院和地方的国有医院。"看病难，看病贵"问题突出，群众反映强烈。

（三）医疗卫生体制改革的公益性探索

2005年9月，联合国开发计划署驻华代表处发布《2005年人类发展报告》，指出中国医疗体制并没有帮助到最应得到帮助的群体，特别是农民，所以结论是医改并不成功。2006年，卫生部和国家中医药管理局决定要在全国继续深入开展"以患者为中心，以提高医疗服务质量为主题"的医院管理年活动。2009年3月，国务院出台《中共中央 国务院关于深化医药卫生体制改革的意见》。2010年2月，卫生部等五部门联合出台了《关于公立医院改革试点的指导意见》，提出在公立医院服务体系，管理体制、补偿机制、运行机制和监管机制，内部管理等方面实现突破，并通过17个国家联系试点城市和30多个省级试点城市进行改革路径探索，为公立医院的全面深入改革提供思路和经验。

根据国务院2012年颁布的《"十二五"期间深化医药卫生体制改革规划暨实施方案》，确立公立医院的公益性质。全面取消以药补医，调整医院的收入结构，把原来靠药费、治疗费和财政补偿这三个渠道变成两个渠道，即医疗服务费和财政投入，以此来规范大处方等行为，让医院提供更多更好的服务。同时，鼓励社会资本举办和发展具有一定规模、有特色的医疗机构，发展高水平、高技术含量的大型医疗集团。同时，转变基层医疗服务模式，在乡镇卫生院开展巡回医疗服务，在市辖区推行社区全科医生团队、家庭签约医生制度，实行防治结合，保障居民看病就医的基本需求，使常见病、多发病等绝大多数疾病的诊疗在基层可以得到解决。

二、医疗机构的分类与分级

生理疾病诊疗和临床治疗是医务社会工作起源最早、最基础、最主要和最传统的医务社会工作服务领域与工作范围。从组织体系看，医务社会工作隶属于医疗系统，医务社会工作者与其他医护人员形成团队，相互协作为患者提供专业服务，并与所属医疗机构的行政主管保持良好的沟通。

（一）医疗机构的分类

我国的医疗卫生机构类型多种多样，不同类型的医疗卫生机构发挥着不同的作用。医疗卫生机构是指从卫生行政部门取得"医疗机构执业许可证"，或从民政、工商行政、机构编制管理部门取得法人单位登记证书，为社会提供医疗保健、疾病控制、卫生监督服务或从事医学科研和医学在职培训等工作的单位。

根据我国《医疗机构管理条例实施细则》规定的医疗机构类别有十三种：①综合医院、中医医院、中西医结合医院、民族医医院、专科医院、康复医院；②妇幼保健院；③社区卫生服务中心、社区卫生服务站;④中心卫生院、乡(镇)卫生院、街道卫生院;⑤疗养院;⑥综合门诊部、专科门诊部、中医门诊部、中西医结合门诊部、民族医门诊部;⑦诊所、中医诊所、民族医诊所、卫生所、医务室、卫生保健所、卫生站;⑧村卫生室(所);⑨急救中心、急救站;⑩临床检验中心;⑪专科疾病防治院、专科疾病防治所、专科疾病防治站;⑫护理院、护理站;⑬其他诊疗机构。

(二)医疗机构的分级

对医院分级管理的依据是医院的功能、任务、设施条件、技术建设、医疗服务质量和科学管理的综合水平。医院分级管理的实质是按照现代医院管理的原理,遵照医疗卫生服务工作的科学规律与特点所实行的医院标准化管理和目标管理。

医院按其功能、任务不同划分为三级。一级医院是指直接向一定人口的社区提供预防、医疗、保健、康复服务的基层医院、卫生院。二级医院是指向多个社区提供综合医疗卫生服务和承担一定教学、科研任务的地区性医院。三级医院是指向几个地区提供高水平专科性医疗卫生服务和执行高等教育、科研任务的区域性以上的医院。各级医院经过评审,按照《医院分级管理标准》确定为甲、乙、丙三等,其中三级医院增设特等,因此医院共分三级十等。各级医院之间应建立与完善双向转诊制度和逐级技术指导关系。

三、医疗机构的组织结构与功能

(一)医疗机构的设置

我国医院内的组织与其他系统的科层制组织一样具有系统性,并且功能复杂。目前我国医院的部门划分方法基本上是按照工作性质和任务划分的,一般分为诊疗部门、辅助诊疗部门、护理部门和行政后勤部门。诊疗部门是医院的主要业务部门,它包括病房和门诊的各临床科室,如内科、外科、妇产科、儿科等,急诊科、预防保健科通常也属于诊疗部门。辅助诊疗部门以专门的技术和设备辅助临床诊疗工作的进行,是现代医院的重要组成。辅助诊疗部门包括为临床提供技术支持的专业科室,包括药剂科、放射科、临床检验科、病理科、物理诊断科、手术室、理疗体疗科、消毒器材供应室、营养科(我国多数医院划归后勤部门管理)、功能检查及内窥镜室等。护理部门是独立完成专业工作内容的系统,虽然护理专业人员分布在诊疗和辅助诊疗部门的各岗位,但它通过各专科护士长和护理部两级管理体系,完成其专业工作任务。行政后勤部门是对医院的人、财、物进行管理的职能部门,它既包括对医疗、护理工作进行管理的业务管理机构,如医务科、护理部、门诊部等,还包括对医院整体进行管理的其他职能部门,如院长办公室、人事科、财务科、科教科、总务科、保卫科、设备科、供应科、膳食科等。病案室、统计室、图书室、住院处、计算机中心等亦应归入行政后勤管理部门。此外,作为我国医院特有的党群组织机构,通常也归入行政后勤部门。医院科室分类具体参见图3-1。

(二)社会工作者在医院的专业地位

现代社会中医务社会工作者不仅在不同科室病房中为身患不同疾病的患者及其家属提供专业福利服务和医疗照顾服务,帮助患者及其家属适应就医环境和医院组织结构,而且广泛参与医疗机构的内部管理。医务社会工作一方面受制于医院的组织体系、服务体系,另一

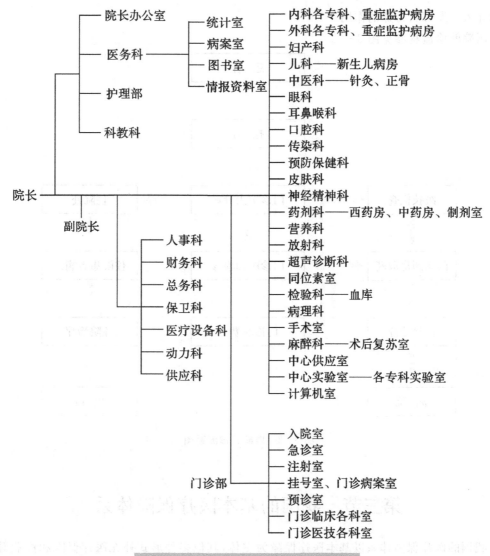

图 3-1 三级综合医院组织结构示意图

方面也以社会工作部门和社会工作者的功能而反作用于医院的组织体系和服务体系,使之在满足社会功能和完善医院功能方面有所提升。

但目前缺乏明确关于医务社会工作的编制等相关法律法规政策,医务社会工作公众认同度、政府认同度和医疗团队认同度不高,专门设立医务社会工作部机构的医院不多,医院没有医务社会工作者岗位编制,专业社会工作者很难进入医院。即使少数设立社会工作部门的医院,医务社会工作服务也主要集中在临床医疗服务、预防和减少医疗纠纷和医患沟通上,参与医院管理、为患者、家属和其他人员提供直接的社会服务和经济援助服务较少,社会工作者难以发挥更大的作用。因此,无论是从生物医学模式转变、国人健康需要结构战略升级、构建和谐医患关系等角度来看,还是从加强医院质量管理、增强医疗卫生服务人文关怀色彩、恢复"社会福利"性质、深化医药卫生体制改革等角度来看,都迫切需要医务社会工作者的介入并发挥其特殊的作用。

医院就诊流程参见图3-2。

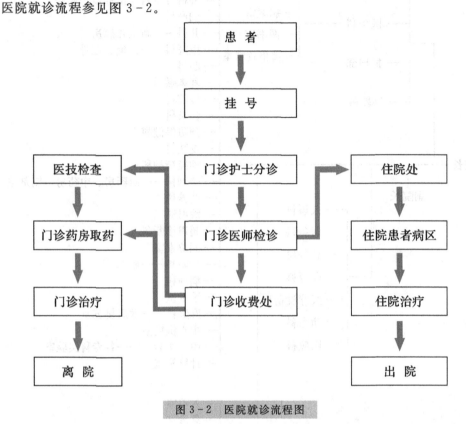

图3-2 医院就诊流程图

第三节 我国的基本医疗保障体系

我国的医疗保障体系以基本医疗保障为主体,其他多种形式补充医疗保险和商业健康保险为补充。基本医疗保障体系包括城镇职工基本医疗保险、城镇居民基本医疗保险、新型农村合作医疗和城乡医疗救助,分别覆盖城镇就业人口、城镇非就业人口、农村人口和城乡困难人群。基本医疗保障体系是人民群众"病有所医"的重要经济支持,也是医务社会工作者帮助患者解决医疗费用不足的主要渠道。

一、城市基本医疗保障制度

我国城镇传统医疗保障制度是按照计划经济体制的要求建立起来的,分为劳动保险医疗制度和公费医疗制度。随着市场经济体制改革的深化,20世纪90年代后,陆续建立了城镇职工基本医疗保险制度和城镇居民基本医疗保险制度。

(一)传统的公费医疗制度与劳动保险制度

我国的医疗保障制度构建于新中国成立初期。1951年2月颁布的《中华人民共和国劳动保险条例》规定了全民所有制企业和集体所有制企业职工享有劳动保险医疗,即劳保医疗。劳保医疗规定,职工就医时除交挂号费外,其他医疗费用全部由企业负担。企业职工供养的直系亲属,还可享受劳保医疗补助待遇。1952年发布的《关于全国各级人民政府、党派、团体及所属事业单位的国家工作人员实行公费医疗预防的指示》规定:公费医疗对象包括全国各级人民政府、党派、工青妇等团体及事业单位的国家工作人员和残疾军人享受公费医疗预防的待遇。开支范围涉及门诊、住院所需的诊疗费、手术费、住院费、门诊费或住院期间经医师处方的药费。

公费医疗与劳保医疗的待遇基本相同,在计划经济体制下对保护劳动者健康发挥了重要作用。但是随着市场经济体制的建立,这种保障模式存在的覆盖面窄、医疗费用过高、缺乏公平性的问题日益暴露出来。20世纪90年代后,随着新的城镇职工医疗保险制度的确立,公费医疗逐步向基本医疗保险过渡,原有公费医疗和劳保医疗制度逐渐退出历史舞台。

(二)城镇职工基本医疗保险制度

1998年12月,国务院召开全国医疗保险制度改革工作会议,发布了《国务院关于建立城镇职工基本医疗保险制度的决定》,明确了城镇职工医疗保险制度改革的目标任务、基本原则和政策框架。这项改革标志着我国医疗保险制度中的医疗费用由国家财政包干的模式向国家、企业、职工共同负担的新模式转变。

城镇职工基本医疗保险制度覆盖城镇所有用人单位的职工。基本医疗费由用人单位和职工共同缴纳。城镇职工基本医疗保险基金实行社会统筹和个人账户相结合。职工个人缴费全部计入个人账户,单位缴费分为两部分,一部分用于社会统筹基金,一部分划入个人账户。统筹基金和个人账户在住院部和门诊部有着各自的支付范围,分别核算。城镇职工基本医疗保险制度实施药品目录、诊疗项目、定点医院机构和定点药店管理。

(三)城镇居民基本医疗保险制度

2007年7月,颁布《国务院关于开展城镇居民基本医疗保险试点的指导意见》,明确地提出探索建立城镇居民基本医疗保险制度的任务。从2007年开始试点,到2010年在全国范围全面推开。城镇居民基本医疗保险(以下简称"城市居民医保")参保对象,包括不属于城镇职工基本医疗保险制度覆盖范围内的大中小学阶段的学生(包括职业高中、大中专、技校学生),少年儿童和其他非从业城镇居民。城镇居民基本医疗保险是采取以政府为主导,以居民个人(家庭)缴费为主,政府适度补助为辅的筹资方式,逐步建立以大病统筹为主的社会医疗保险制度。"十二五"规划中提出,有条件的地区可逐步开展城镇居民基本医疗保险门诊统筹工作。

二、农村医疗保障制度

农村合作医疗保险是由我国农民(农业户口)自己创造的互助共济的医疗保障制度。合作医疗在将近50年的发展历程中,先后经历了20世纪40年代的萌芽阶段、50年代的初创阶段、60～70年代的发展与鼎盛阶段、80年代的解体阶段和90年代以来的恢复和发展阶段。

(一)农村合作医疗制度

20世纪50年代,一些地区农村的干部、群众,为改变缺医少药的状况,开始探索一种互助性质的医疗形式:由社员群众和集体筹集一定的资金,社员看病的药费由生产大队统一支付或给予一定比例的报销。农村合作医疗在保障农民获得基本卫生服务、缓解农民因病致贫和因病返贫方面发挥了重要的作用。到 1977 年底,全国有 85% 的生产大队实行了合作医疗。它为世界各国,特别是发展中国家所普遍存在的问题提供了一个范本。在 1974 年 5 月的第 27 届世界卫生大会上,世界银行和世界卫生组织把我国农村的合作医疗称为"发展中国家解决卫生经费的唯一典范"。20 世纪 70 年代末到 80 年代中,随着家庭承包责任制的实行、人民公社制度的废除,农村基层卫生组织和合作医疗制度也进行了相应的整顿和改革。由于合作社的瓦解无法再为村内卫生所的正常运行提供资金来源,导致村内的公共卫生机构无法继续支撑而瓦解,农村合作医疗出现了萎缩。到了 1985 年农村合作医疗仅覆盖 5.4%,农民逐渐陷入自费医疗的境地。

(二)新型农村合作医疗制度

面对传统合作医疗中遇到的问题,为进一步建立适应社会主义市场经济体制要求和农村经济社会发展状况,卫生部组织专家与地方卫生机构进行了一系列的专题研究。2002 年 10 月,《中共中央 国务院关于进一步加强农村卫生工作的决定》明确指出:本着多方筹资,农民自愿参加的原则,要"逐步建立以大病统筹为主的新型农村合作医疗制度(以下简称'新农合')"。2003 年国务院办公厅以国办发〔2003〕3 号转发卫生部、财政部、农业部《关于建立新型农村合作医疗制度的意见》。与传统合作医疗相比,新农合提高了统筹层次。传统合作医疗以乡村为单位,筹资水平较低,难以形成具有经济规模的参合人群,而新农合以县为统筹单位,合作医疗基金规模扩大。

2011 年 2 月 17 日,《医药卫生体制五项重点改革 2011 年度主要工作安排》明确了 2011 年政府对新农合和城镇居民医保补助标准均由每人每年 120 元提高到 200 元;城镇居民医保、新农合政策范围内住院费用支付比例力争达到 70% 左右。2012 年起,各级财政对新农合的补助标准又从每人每年 200 元提高到每人每年 240 元。其中,原有 200 元部分,中央财政继续按照原有补助标准给予补助,新增 40 元部分,中央财政对西部地区补助 80%,对中部地区补助 60%,对东部地区按一定比例补助。农民个人缴费原则上提高到每人每年 60 元,有困难的地区,个人缴费部分可分两年到位。新生儿出生当年,随父母自动获取参合资格并享受新农合待遇,自第二年起按规定缴纳参合费用。

三、城乡居民大病保险和城乡医疗救助服务体系

(一)城乡居民大病保险

近年来,随着全民医保体系的初步建立,人民群众看病就医有了基本保障,但由于我国的基本医疗保障制度,特别是城镇居民基本医疗保险、新型农村合作医疗的保障水平还比较低,大病医疗费用负担较重。城乡居民大病保险,是在基本医疗保障的基础上,对大病患者发生的高额医疗费用给予进一步保障的一项制度性安排,可进一步放大保障效用,是基本医疗保障制度的拓展和延伸,是对基本医疗保障的有益补充。大病保险的保障范围是与城镇居民医保、新农合相衔接的。从城镇居民医保基金、新农合基金中划出一定比例或额度作为大病保险资金。城镇居民医保、新农合在按政策规定提供基本医疗保障的基础上,参保(合)人患大病发生高额医疗费用的情况下,对城镇居民医保、新农合补偿后需个人负担的合规医疗费用给予保障。高额医疗费用,可以个人年度累计负担的合规医疗费用超过当地统计部

门公布的上一年度城镇居民年人均可支配收入、农村居民年人均纯收入为判定标准,具体金额由地方政府确定。力争实际支付比例不低于50％;按医疗费用高低分段制定支付比例,原则上医疗费用越高支付比例越高。

（二）城乡医疗救助服务体系

在构建和谐社会和中国特色福利社会的宏观制度背景下,城乡医疗救助是中国医务社会工作的优先领域和战略重点,是整合医疗卫生服务和福利服务的最佳途径。

民政部、卫生部、财政部于2003年提出了《关于实施农村医疗救助的意见》,2005年国务院办公厅转发民政部等部门《关于建立城市医疗救助制度试点工作意见》。2009年民政部、财政部、卫生部、人力资源和社会保障部颁布了《关于进一步完善城乡医疗救助制度的意见》,确定资助对象为城乡低保家庭成员、五保户和其他经济困难家庭人员,资助其参加城镇居民医保或新农合并对其难以负担的基本医疗自付费用给予补助。救助服务以住院救助为主,同时兼顾门诊救助。住院救助主要用于帮助解决因病住院救助对象个人负担的医疗费用;门诊救助主要帮助解决符合条件的救助对象患有常见病、慢性病、需要长期药物维持治疗及急诊、急救的个人负担的医疗费用。逐步降低或取消医疗救助的起付线,合理设置封顶线,进一步提高救助对象经相关基本医疗保障制度补偿后需自付的基本医疗费用的救助比例,加大对重特大疾病的救助力度。民政部等四部委2012年颁布的《关于开展重特大疾病医疗救助试点工作的意见》进一步要求,重特大疾病医疗救助要与城镇居民医保和新农合等基本医疗保障制度相衔接,优先将儿童急性白血病和先天性心脏病、妇女宫颈癌、乳腺癌、重度精神疾病等病种纳入救助范围。

医务社会工作者了解基本医疗保障的各项政策,熟悉医疗保障运行的各个环节,能协调各种社会资源,尤其是在医疗救助方面能合理利用各种慈善资源,为贫困患者提供尽可能周到的卫生服务,缓解贫困患者的家庭负担,避免患者出现"因病致贫""因病返贫"的现象。

【附表】相关政策汇编

法规名称	发布时间（年）	文号	发布单位
《关于全国各级人民政府、党派、团体及所属事业单位的国家工作人员实行公费医疗预防的指示》	1952		政务院
《中华人民共和国劳动保险条例》	1953		劳动部
《全国医院工作条例》	1982	法规编号〔264550〕	卫生部
《关于深化卫生医疗体制改革的几点意见》	1992		国务院
《中华人民共和国母婴保健法》	1994	中华人民共和国主席令 第33号	全国人民代表大会常务委员会
《医疗机构管理条例》	1994	国务院令 第149号	国务院
《医疗机构管理条例实施细则》	1994	卫生部令 第35号	卫生部

续附表

法规名称	发布时间(年)	文号	发布单位
《国务院关于建立城镇职工基本医疗保险制度的决定》	1998	国发〔1998〕44号	国务院
《中共中央 国务院关于进一步加强农村卫生工作的决定》	2002	中发〔2002〕13号	中共中央、国务院
《突发公共卫生事件应急条例》	2003	中华人民共和国国务院令 第376号	国务院
《关于建立新型农村合作医疗制度的意见》	2003	国办发〔2003〕3号	国务院
《关于实施农村医疗救助的意见》	2003	民发〔2003〕158号	民政部、卫生部、财政部
《关于建立城市医疗救助制度试点工作意见》	2005	国办发〔2005〕10号	国务院
《中华人民共和国突发事件应对法》	2007	中华人民共和国主席令 第69号	全国人民代表大会常务委员会
《国务院关于开展城镇居民基本医疗保险试点的指导意见》	2007	国发〔2007〕20号	国务院
《中共中央 国务院关于深化医药卫生体制改革的意见》	2009	中发〔2009〕6号	中共中央、国务院
《关于进一步完善城乡医疗救助制度的意见》	2009	民发〔2009〕81号	民政部、财政部、卫生部、人力资源和社会保障部
《关于全面开展城镇居民基本医疗保险工作的通知》	2009	人社部发〔2009〕35号	人力资源和社会保障部、财政部
《中共中央 国务院关于深化医药卫生体制改革的意见》	2009	中发〔2009〕6号	中共中央、国务院
《关于公立医院改革试点的指导意见》	2010	卫医管发〔2010〕20号	卫生部、中央编办、国家发展改革委、财政部、人力资源社会保障部门
《"十二五"期间深化医药卫生体制改革规划暨实施方案》	2012	国发〔2012〕11号	中共中央、国务院
《卫生事业发展"十二五"规划》	2012	国发〔2012〕57号	国务院

续附表

法规名称	发布时间(年)	文号	发布单位
《关于开展城乡居民大病保险工作的指导意见》	2012	发改社会〔2012〕2605号	国家发展改革委、卫生部、财政部、人力资源社会保障部、民政部、保监会
《关于开展重特大疾病医疗救助试点工作的意见》	2012	国发〔2012〕21号	民政部、财政部、人力资源和社会保障部、卫生部

课后思考

1. 为什么公共卫生事业迫切需要医务社会工作者的介入？
2. 我国医疗机构分为哪几类？由哪几部分组织构成？
3. 医务社会工作者在医疗机构中有哪些作用？
4. 我国的医疗保障制度主要由哪些部分组成？
5. 医务社会工作者在医疗救助中有哪些作用？

案例讨论

1. 根据《中国卫生统计年鉴》，2011年我国三级公立医院的服务量较2010年增长5%，二级医院服务量增长3%，一级医院服务量减少了6%。以上数据说明当前我国医疗机构面临着哪些问题？

2. 老王拥有本地城市户口，一家收入低于其所在城市最低生活保障标准，最近因被检查出罹患肺癌而住院。作为一名医务社会工作者，在我国的基本医疗保障制度下，你可以帮助老王申请哪些经济援助？

参考文献

[1] 中华人民共和国国务院新闻办公室.《中国的医疗卫生事业》白皮书[R].2014.
[2] 刘继同.医务社会工作导论[M].北京:高等教育出版社,2008.
[3] 刘继同,郭岩.从公共卫生到大众健康:中国公共卫生政策的范式转变与政策挑战[J].湖南社会科学,2007,(2):36-42.
[4] 刘继同,严俊,孔灵芝.中国医疗救助政策框架分析与医务社会工作实务战略重点[J].社会保障研究,2009,(1):145-163.
[5] 陈在余.中国农村合作医疗制度历史回顾与比较[J].农业经济,2012,(2):59-61.
[6] 刘继同,严俊,孔灵芝.中国医药卫生体制改革蓝图与医务社会工作的战略地位[J].医学与社会,2010,23(5):4-6.

第4章

医务社会工作方法与流程

YIWUSHEHUIGONGZUOFANGFAYULIUCHENG

本章主要介绍医务社会工作三大方法：个案工作、小组工作和社区工作。医务社会工作方法是连接医务社会工作价值伦理、基本理论和医务社会工作实践的重要桥梁。如何将医务社会工作的价值伦理和基本理论运用于指导医务社会工作实践中，工作方法的选择和运用十分重要。

第一节 医务个案工作

医务社会工作者以个案工作为主要方法。医务个案工作旨在运用个案工作的专业知识与技巧，了解患者与家属和疾病相关的社会、经济、家庭、情绪等问题，透过会谈方式，进行综合分析，找出问题的症结，建立社会心理诊断，以帮助患者或家庭减低压力、解决问题、挖掘生命潜能，不断提高个人、家庭和社会的生活质量和福利水平。

一、概念

（一）医务个案工作的概念

个案工作是指专业社会工作者在遵循社会工作价值伦理的基础上，充分运用社会个案工作的专业知识与技巧，协助服务对象寻找问题所在，帮助其克服困难从而恢复其基本功能的专业服务活动。在服务过程中，个案工作者与服务对象之间维持着一对一的专业关系。

学者秦燕认为，医务个案工作是指在医院内，医务社会工作者运用社会个案工作的专业知识与技巧，针对患者及其家属个别状况给予评估，提供专业服务，协助其解决与疾病相关的社会、经济、情绪、家庭等问题，提供情绪支持、行为辅导、经济补助、资源运用，协助患者对疾病治疗的了解与适应，做好出院准备，促进医患良好沟通，协调医患关系和家庭关系，最终实现助人自助。

上海东方医院孟馥认为，医务社会工作范畴内的个案工作即指在医院内，医务社会工作者运用专业知识和技巧对受助者进行直接介入，以个别辅导的方式，促进受助者的自我改变和成长，增强其对社会的适应，摆脱因疾病而造成的一系列心理问题的工作手法和过程。

综上所述，医务个案工作是指医务社会工作者运用专业的知识、方法和技巧，以个别化的方式协助服务对象发掘和运用自身及其周围的资源，解决与疾病相关的心理社会问题，促进服务对象的自我改变与成长，增强对社会的适应，进而使其恢复社会功能。

（二）医务个案工作的本质

医务社会工作者重点关注患者及其家属在心理和社会层面的困境与需要，尊重患者及其家属的个别化需求，认为每个患者身体素质、发病部位、病情发展状况、治疗方案、经济状况、人生经历、家庭关系和社会功能等都是独特的。在开展服务过程中,以"去疾病化"的理念开展服务,从患者角色还原生命个体的角色,强调患者及其家属的主体地位及能动性,协助患者及其家属提升自我能力,最终实现助人自助。在开展服务过程中不仅关注微观心理层面的介入和支持,也注重社会资源的整合和利用。

医务个案工作具有社会工作"人在情境中"的特征,将患者和家属的困扰放在特定的社会环境中,考察服务对象与社会环境之间相互影响的过程和方式。通过个案工作帮助患者及其家庭强化其处理困境的基本能力,也就意味着个人及家庭的社会功能也得到了某种程度的恢复。医务个案工作不仅注重服务对象社会功能的恢复,还重视发挥个人及家庭的潜在能力及运用个人及家庭周围环境的资源。可以说,医务个案工作的本质是协调患者和家属与社会环境之间的适应状况,恢复和增强个人及家庭的社会功能。

二、服务模式

服务模式是医务社会工作者针对某类服务对象设计服务程序、开展专业服务的一套理论和理论指导下相对稳定的服务方式。医务个案工作的主要服务模式有以下几种。

(一)心理社会治疗模式

心理社会治疗模式认为人与环境是一个互动的体系,人在特定的环境中生活成长,人所遭遇的问题也是人与环境互动的结果。因此,只有结合人与环境的互动,即考察"人在情景中"的状态,才能真正理解人的行为。它认为影响人行为的因素包括三个方面:人、环境及二者的交互影响。治疗目标不仅在于帮助服务对象解决当前的问题,更重要的是促进其健全成长,增进社会功能,以获得心理及社会适应的平衡和满足。治疗技巧包括直接治疗技巧和间接治疗技巧。直接治疗技巧是指医务社会工作者直接对服务对象进行辅导、治疗的具体方法,如为术前紧张的患者提供情感支持和放松训练。间接治疗技巧是指医务社会工作者通过辅导第三者或者改善环境间接影响服务对象的具体技巧,如为经济困难的患者申请医疗救助。

心理社会治疗模式相对于其他模式耗时较多,而且对服务对象的沟通能力、内省能力要求较高,不适用于智力障碍、严重精神障碍患者或处于危机事件中的服务对象。

(二)认知行为治疗模式

认知行为治疗模式把人的问题归结于认知、行为和情绪三者之间的相互影响,认知行为治疗模式假设人们在日常生活中要对日常发生的事件进行评估,这样的评估会影响人的情绪和行为,而行为又反过来影响人们的认知和情绪。认知、情绪和行为围绕着日常生活中的事件形成相互影响的循环圈。因此,针对服务对象的问题需要从认知、行为和情绪三个方面同时采取有效的干预措施。治疗技巧主要包括苏格拉底式的提问、结构化和心理教育及认知重塑等,医务社会工作者通过问题、争辩、诱导或暗示调动服务对象的好奇心和探索能力,通过认知中错误的辨认、理性选择方式的列举及认知排演等方法帮助服务对象认识和改变无效的自动念头,加强服务对象理性认知的能力。

认知行为治疗模式对服务对象的要求偏高,强调服务对象参与具体的学习过程并提供反馈,对认知障碍患者不适用。

(三)理性情绪治疗模式

理性情绪治疗模式认为情绪问题是由于人的非理性信念造成的,强调以观念、思想为突破口,通过改变人的非理性思想,达到改变沮丧情绪的目的,使人产生更积极与负责任的行为。治疗目标是运用理性的信念替代原来的非理性信念,并且与具体合适的情绪和行为反应方式联结起来,逐渐建立理性的生活方式。医务社会工作者要对服务对象情绪、行为困扰背后的非理性信念的原因进行探寻和识别,并帮助服务对象分辨什么是理性,什么是非理性的信念。例如,医务社会工作者引导因乳腺癌切除双乳的患者分析其过度依赖心理、情绪急躁的症结在于其对待事情的非理性信念而非第二性征的缺失,通过理性信念代替非理性信念,有效地帮助患者解决术后心理调适及社会再适应问题。

理性情绪治疗模式强调当下的观念,忽视了对历史的追溯、对心理机制和环境的影响因素的分析。

（四）任务中心模式

任务中心模式以提供治疗过程的框架为主,致力于探知问题的阻力和助力,主张为有效完成目标必须先协助服务对象、清楚界定问题,在"简要"和"时间限制"的原则下介入服务对象的主要问题,促使其改变对问题的认知,提升个体处理问题的能力,从而更好地解决问题。沟通是医务社会工作者与服务对象之间进行交流的工具,医务社会工作者需要与服务对象多沟通探讨,提高服务对象的意识,鼓励服务对象完成任务并提出建议及忠告。

任务中心模式只提供治疗过程的一个框架,对具体治疗方法的选择没有具体规定。

（五）危机介入模式

危机介入模式认为在危机的情况下,人们感受到高度的崩溃、无助、焦虑、害羞、耻辱、敌意及个人能力的丧失,所以,在危机情境中特别需要即刻的情绪支持及实质性的服务。治疗目标在于减少在危机中个体的压力,协助个人以自身潜在的心力、体力、人际关系与社会资源来应付灾变情境。危机介入模式注重不同服务介入技巧的综合使用,如医务社会工作者在放疗科为经历同病房病友忽然病逝的患者开展危机介入,为他们减压,摆脱危机的影响,让患者意识到每个人的病情发展、身体素质和治疗方案都不一样,鼓励他们积极治疗,并提供必要的情感支持。

危机介入模式适用于处于危机处境中的个人或群体,对医务社会工作者的要求较高,强调及时有效的干预。

三、工作流程

医务社会工作者运用个案工作的方法开展专业服务,经历接案、资料收集、心理及社会诊断、制订计划与协议、介入、总结评估与终止几个阶段,见图4-1。

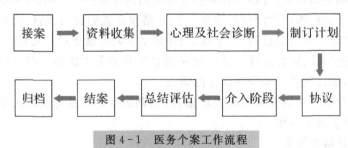

图4-1 医务个案工作流程

（一）接案阶段

1.开展准备工作

医务个案的来源主要有三个途径：社会工作者在临床中主动发现；患者或家属、亲友主动求助；转介对象，包括社会福利机构转介与医生、护士及其他医护人员介绍的对象。医务社会工作者通过阅读病例了解患者的基本情况，与医护人员沟通进一步了解疾病的治疗情形、进度、限制及预后。针对转介而来的服务对象，社会工作者要问明转介原因，以及转介人对服务对象的了解和评估，转介人对服务对象的告知等重要信息，为正式会谈做好准备。

2.进入正式会谈

医务社会工作者要选择合适的会谈场所，会谈可能在病床边、会客室，或是在特殊设计的社会工作会谈室，减少干扰、便利性及安全舒适等都是需要考虑的因素。与患者正式会谈，社会工作者运用关心、同理等技巧与服务对象建立关系，表明协助意愿，初步收集服务对象的基本资料、患病经过及诊断、目前的困扰与曾经的调试及对社会工作者的期望与要求等。

（二）收集资料与诊断阶段

1.全面收集资料

收集资料是医务社会工作者介入个案前的重要工作，是社会工作者认识服务对象情况的过程，其目的在于达到对服务对象、问题及环境的全面了解。医务社会工作者通过询问、咨询、观察、查阅病例、与医疗团队沟通等方法全面收集服务对象的资料，包括服务对象患病及诊疗经过，服务对象及其家属对该疾病的认识与态度；服务对象的家庭背景、家庭结构、互动关系、经济和资源体系；服务对象和家庭目前所遭遇的问题及成因、该问题对服务对象和家庭的影响情况；服务对象和家庭为解决该问题曾经尝试使用的方法及其效果等。

2.进行社会心理诊断

医务社会工作者与服务对象共同列出问题，这些问题是服务对象认知且认同的，社会工作者要以商量的语气来详述问题，与服务对象协商待处理的问题，并排定轻重缓急和优先次序。医务社会工作者要思考服务对象最注意的问题是什么，最忧虑的问题是什么，最急需处理的问题是什么，再进行社会心理诊断。社会心理诊断主要包括以下三个方面：服务对象家庭树、经济状况、家庭动力关系及问题的评估；服务对象改善问题的动机、解决问题的能力、可运用的资源；服务对象的社会角色、情绪反应、人际关系及能协助解决问题的社会资源等。

（三）制订计划与协议阶段

1.制订工作计划

医务社会工作者在收集资源、进行心理及社会诊断的基础上制订一份详细具体的工作计划，包括个案工作的服务目标、服务模式、介入策略、计划协同工作的单位、工作者与服务对象各自的角色、计划具体的行动与工作程序及工作时间表。制订计划的基本原则包括：计划的目标要使服务对象容易理解，目标要具有可能与可靠性；计划要与工作的总目的、宗旨相符合；计划要能够总结与度量，以便评估。

2.订立服务协议

订立协议是医务社会工作者与服务对象为解决问题而共同工作投入努力的承诺，对于问题、目标、介入策略，以及个人的角色和任务有共同的认定。订立服务协议的方式有口头和书面两种,通常服务协议的内容包括主要问题、特定的服务对象目标、服务对象的一般任务、介入的期限、会谈的时间安排、预期的介入、其他参与介入的人或团体。

（四）介入阶段

介入阶段是医务社会工作者运用专业知识、方法与技巧协助服务对象系统达到计划服务目标的过程。医务社会工作者在临床工作中的介入内容主要包括以下四个方面。

1.协助患者及其家属适应医院环境

患者从自己熟悉的生活环境忽然进入陌生的医院环境,其首先面临的就是环境适应问题,社会工作者要协助其熟悉医院环境,适应角色转换,并帮助患者缓解因环境陌生导致的紧张、焦虑、不安等情绪。

2.发挥患者潜力以解决问题

患者因为生病,在新的环境中容易产生趋于负面的自我评价,影响自己能力的发挥,医务社会工作者要协助患者及其家属发现问题,以争取患者及其家属的合作意愿一起面对问题、分析问题、解决问题,通过"赋权"发挥患者的潜力,帮助患者修复自我能力,保障生活质量。

3.协助患者整合社会资源

医务社会工作者以整合患者的社会资源作为主要内容,如就医指导、患者对疾病的适应、家属和患者与医院的关系、为困难患者减免医药费用支出、办理入院、转院等,社会工作者在实践中总结了对住院患者亲情式谈话、个案管理等方法,缓解并解决患者情感及资源稀缺的问题,达到良好福利状态。

4.协助患者重建支持网络

长期慢性病患者如癌症患者、尿毒症患者,因长期住院治疗中断以往的社会关系网络或被社会疏离而表现出孤独无助、愤怒等情绪,进而导致抑郁症,社会工作者要协助其重建支持网络,开展辅导及各类活动。

（五）总结评估与终止阶段

1.进行总结评估

结案前应与服务对象讨论,对服务对象的情形加以评估,使其有心理准备,并允许必要时重新开案协助。结案时还要在记录中记下结案日、结案情形、服务对象的反应、未来还需努力的地方等。通常,结案的条件主要如下:患者主要问题已经获得解决;问题的处理暂告一个段落,患者及其家属显然已有能力可以自行解决问题;所剩下的问题不属于单位服务范围,应由其他机构提供帮助,且已安排妥当者。

2.终止个案服务

很多个案在结案时,不需安排后续服务,这是因为至服务对象出院为止,服务对象的基本情况已发生了较大的改变,服务对象的治疗也基本结束,而且取得了较好的效果;但也有一些案例,如需为服务对象解决出院后的康复锻炼,或服务对象需要进一步专业医疗服务的,则可根据实际情况为服务对象安排后续转介服务。转介的方式和途径可由上级医院转介至下级医院,或由综合性医院转介至专科医院,也有由医院转介至社会康复团体,如癌症俱乐部,还可以将个案服务转介至他人的病友小组。

四、介入技巧

(一)关系建立技巧

1. 借助医疗团队推荐

在医院,医生是患者及其家属心中的权威角色,社会工作者可提前邀请医生在查房时正式将自己介绍给患者。社会工作者身穿白大褂、挂社会工作者胸卡、参与医疗团队的查房,查房过程中医生推荐社会工作者给患者及其家属,社会工作者作简单自我介绍并表明协助意愿。

2. 开展"社会工作者查房"

医务社会工作者通过开展"社会工作者查房"走进病房,关心问候患者及其家属,发放慰问卡、宣传单页或名片并作详细的自我介绍,给服务对象留下深刻印象。社会工作者在沟通过程中,熟练表达专注、倾听、同理心、尊重等关怀技巧,让患者切实感受到社会工作者与他人的不同,如社会工作者的真诚、关心及为患者着想。社会工作者在查房过程中也要告知专业服务范围,让患者了解何时何地在何种情况下可获得专业的服务及支持。

(二)会谈沟通技巧

医务社会工作者在医疗机构开展个案工作,清楚自身的角色和职责,把握好沟通的尺度。沟通中注意不涉及疾病诊断、治疗、愈后等医学信息的正式告知,不能给患者"一定治愈"的承诺或使用"越来越好"的导向性语言。在会谈过程中,主要使用引领性技巧和影响性技巧。

1. 引领性技巧

引领性技巧是指医务社会工作者主动引导服务对象探索自己过往经验,协助服务对象整理模糊不清的感受,概括或归纳其中的要点。例如,社会工作者发现服务对象在患病之前从事饮食行业,有丰富的饮食调理经验,社会工作者协助服务对象将这种经验整合到治疗中营养的合理搭配,以促进治疗效果。

2. 影响性技巧

影响性技巧是指医务社会工作者通过提供信息、自我披露、建议、忠告、对质等技巧,为患者提供必要的信息或建议,让服务对象采取不同的问题解决的方法。例如,社会工作者发现服务对象对新药的效果和换药前后数量变化存在疑问,寻找医生确认后再反馈给服务对象,及时消除误解,避免了医患矛盾的发生。

(三)抗压减压技巧

1. 开展放松训练

医务社会工作者可以在病房开展呼吸放松法、肌肉放松法、想象放松法、音乐放松法等抗压减压训练。放松训练是一种自我调整方法,通过机体主动放松来增强对自我控制的有效手段。一般是在安静的环境中按一定要求完成特定的动作程序,通过反复的练习,使服务对象学会有意识地控制自身的心理生理活动,以达到降低机体唤醒水平,增强适应能力,调整因过度紧张而造成的生理心理功能失调,起到预防及治疗作用。

2. 进行术前干预

急症室、门诊室、术前观察病房是首要接触患者的地点,社会工作者对这三个科室的介人重点是协助医疗团队使患者基本了解手术的性质、方法,可能发生哪些问题,术中、术后注意事项,让患者有充分的心理准备,并且给患者提供术前的心理预防咨询及心理干预措施,对防治患者心理疾病的发生和心理状态负方向转变起到积极作用。

(四)赋权增能技巧

1.改变负面认知

医务领域的个案工作相对特殊,服务对象不仅面临心理和社会层面的需要,而且和疾病相伴,与疾病相关的治疗、病痛等一系列词汇在某个阶段一直困扰服务对象。服务对象在治疗过程中出现社会功能的退化,表现在心理和行为上依赖家属和医疗团队。因此,社会工作者要改变服务对象关于"疾病"的认知,通过"去疾病化"认知理性引导服务对象,鼓励其在力所能及的范围内做自己能做的事情,努力恢复服务对象的社会功能。

2.改变无力感

社会工作者视服务对象为有能力、有价值的个人,降低服务对象因疾病带来的自我负面评价和无力感。社会工作者要与服务对象建立一种合作的伙伴关系,从而形成一种工作联盟。在助人过程中,社会工作者协助服务对象认识到自己是改变的主体和载体,能够与社会工作者一起分享知识和技巧,并成为解决问题的伙伴,从而改变无力感。

3.提升个体能力

任何人都不能代替服务对象成为"自助"的行动主体。社会工作者重视发展服务对象的能力,强调服务对象的主体地位及能动性,协助其提升自我能力,鼓励服务对象自决。社会工作者需向服务对象及其家属强调角色及主体性,协助服务对象分析自身的优势、机会、潜能及资源,帮助服务对象自己赋权自己。

(五)资源整合技巧

1.整合政策资源

由于我国的医疗保障制度还不健全,医疗费用比较昂贵,往往超出了服务对象的支付能力。社会工作者要熟悉医疗保险条例、社会救助条例、社会保障条例、劳动保险法等法律、法规,了解有关政策及规定,熟悉新型农村合作医疗保险的补偿手续和金额、交通肇事赔偿的涉及方面和相关的法律程序、工伤鉴定的程序和部门,社会工作者要敏锐捕捉和患者相关的政策资源,保持与资源相关部门的联络,为服务对象提供准确的信息。

2.拓展社会资源

医务社会工作者还可发挥自己的社会影响力,获取更多的社会资源,以更好地帮助患者及其家属改善生活质量。例如,发动社会组织、机构团体、新闻单位、网络平台、热心人士等社会力量,充分利用这些社会资源,发挥其社会服务的功能,使之成为政策资源的有益补充,帮助处于困境中的服务对象切实解决问题。

第二节　医务小组工作

医务小组工作是一种以小组活动形式开展的社会工作方法,旨在以人际间的依存互动关系为基础,通过专业的小组活动过程来恢复和增强个人、团体的社会功能,进而实现社会发展的目标。

一、概念

（一）医务小组工作的概念

小组工作是指在社会工作指导下，将两个以上且具有共同的需求或相似的社会问题的成员组织在一起而开展互动性活动的团体。

学者秦燕认为，运用社会工作中团体工作的方法，将患者及其家属组成团体，通过社会工作者的引导、团体成员间的经验分享、情绪的支持和相互讨论的过程，来协助患者及其家属解决问题。

上海东方医院孟馥认为，以由患者及其家属组成的小组为工作对象，通过小组成员间的经验分享、情绪支持和相互讨论的过程，协助患者及其家属对疾病的反应与治疗有更深入了解，帮助他们恢复信心，解决所面临的问题，恢复正常的生活功能。

综上所述，医务小组工作是指运用社会工作中小组工作的方法，将患者及其家属组成小组，透过社会工作者的引导、小组成员间的经验分享、情绪的支持和相互谈论的过程，增进患者及其家属对疾痛的认知，解决所面临的问题，恢复和增强社会功能。

医务小组工作的特点是强调小组内人与人之间的互助，使个人在小组中充分感受到团队精神，体验、分享他人战胜疾病的成功经验，从中增强对疾病的认识程度和抵抗能力，提升治疗信心。

（二）医务小组工作的类型

依据不同的分类标准，就有了不同类型的医务小组。常见的分类标准和小组类型有以下几种。

按各类疾病的临床特征给患者及其家属带来的不同问题，可将医务小组划分为白血病成长小组、肾病病友互助小组、糖尿病患者讨论会、乳腺癌病友互助小组、高血压防治支持小组等。

按参加小组活动成员身份的不同，可将医务小组划分为患者小组、家属小组、患者与家属小组、医护人员小组、导医成长小组。如肿瘤病友小组活动、脑瘫患儿家属支持小组、白血病患儿及家属学习小组、烫伤患者及其家属小组、医护人员减压小组等。

按小组成员之间的界限和进出小组的自由度，可将医务小组区分为封闭式小组和开放式小组。封闭式小组是指小组人数有一定限制，在小组初期一定的人数就可成立，期间只可能有人退出，而不接受临时加入，如子宫颈癌小组讨论会、小儿血液肿瘤亲子讨论会等。开放式小组是指小组聚会期间无限定，成员可在任何时候加入，如肾脏移植病友座谈会、长期住院患者家属谈论会等。

按小组的功能和目标，可将医务小组划分为支持性小组、教育小组、治疗小组、成长小组、康娱小组等，有些小组可能同时交叉着上述所有功能；还可以按问题的性质将医务小组划分为危机调试小组、社交技巧训练小组、出院计划小组等。另外，按小组的组织形式不同可将医务小组划分为联谊会、座谈会和讨论会等。

二、服务模式

服务模式是工作目标、实施原则和方式方法等的一种整合性框架。在医务小组工作实践中,不同类型的小组往往采用特定的工作模式,也可采用某一模式为主、其他模式为辅开展小组工作。医务小组工作的主要服务模式有以下几种。

（一）社会目标模式

社会目标模式主要以社区归属和社会整合为最终目标,关注的是社会秩序和社会价值观,以小组工作促成社会行动,从而实现社会的变迁。它强调发展团体本身的功能,强调成员在团体中学习活动的规则、培养团体活动能力及通过团体达成社会行动的能力。治疗目标在于提高小组成员的社会意识和潜能,发展他们实现社会变迁的责任心,提升小组成员的能力,增强他们的自尊心和社会能力。医务社会工作者在小组讨论中选择合适的主题,鼓励组员确定问题、分析问题、寻找和评价解决问题的各种方法,讨论后社会工作者要对组员所提出的各种意见和建议加以组织,形成结论。

社会目标模式缺乏系统性,过分强调组织的力量,忽视个人的独特需要,缺乏对个人动力的认识,解决群体需要优于个人问题。

（二）治疗模式

治疗模式着眼于矫治、治疗、人格重建等过程,也被看成是再教育过程,包括对现在和过去事件的潜意识的觉察和了解,也可用来矫治妨碍个人功能的情绪和行为障碍。小组在这里是治疗环境,也是治疗工具,这一模式被广泛地运用于精神病治疗、心理治疗、不良行为矫正等领域。由于组员的特殊性,治疗模式会比较依赖专家的判断和专业化的指导。该模式以治疗个人目标为小组目标,聚焦于运用小组工作来改变人的功能丧失和行为偏差状况,协助个人社会功能的恢复与行为的矫治,帮助个人达到心理、社会与文化的适应。医务社会工作者运用直接干预法和间接干预法,以治疗者身份直接或间接影响组员的行为,改变小组成员。

治疗模式不太重视组员的互助系统,强调治疗"小组中的个人",强调"医患关系",而非平等的合作关系,这在某种程度上限制了组员的潜能和能动性的发挥。

（三）互动模式

互动模式注重利用群体互动的力量自助助人,在目前的小组工作中应用十分广泛,适用于各个生命周期的个体,既可用于解决儿童、青少年成长过程中遇到的问题,又可用于解决中年人工作、生活中的压力问题,以及老年人因为年老孤独难以适应晚年生活的问题。在该模式下,小组有一个共同的目标,即建立互助的系统,在这个体系里,成员相互依赖并分担相互帮助的责任。小组成员通过人与人之间交互反应的关系,共同活动,分享情感,从而帮助个体形成良好、健康的人格,满足人们娱乐、情感、交往的需要,帮助有压力或有问题的人通过心理和行为上的学习和调试,化解个人危机。医务社会工作者在小组讨论中提醒组员相互倾听,鼓励组员相互表达,帮助组员相互理解,促进组员相互回馈。

互动模式对小组中个人期望和个别化关注不够,对组员个人改变程度的评估不足;由于社会工作者的权力不足,使其难以用自己的权力影响小组进程。

（四）发展模式

发展模式把小组理解为有其内在演变逻辑的生命有机体,小组的发展是小组生长、成熟、衰落的过程,每个阶段都前后关联,不同的阶段有不同的目标与任务,成员既对小组发展提供力量,又随小组发展而成长。该模式的工作重点是发展组员的朋辈关系及共同的目标和兴趣,医务社会工作者营造轻松、自由、开放和安全的氛围,通过鼓励、同理心、专注、倾听、积极回应等技巧发掘组员的潜能,促进组员与他人形成良好的互动,提升组员寻求解决问题的办法,整合社会资源,实现小组目标与组员的自我成长。

发展模式目的是促进组员和小组的成长,而成长本身是难以测量的概念,缺乏科学性。

三、工作流程

医务小组工作是一个由不同阶段组成的动态过程,主要经历计划阶段、组织阶段、进行阶段、结束阶段和归档几个阶段,每个阶段有其工作重点,见图4-2。

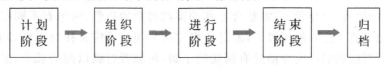

图4-2 医务小组工作流程

(一)计划阶段

1. 筛选小组成员

筛选小组成员是开设小组活动前的重要环节。社会工作者向患者及其家属介绍小组活动的目的、意义、时间、内容和方式;通过自行设计调查问卷,了解患者面临的主要问题和真实需求,以及对小组活动环节的期望和建议;总结调查问卷的结果,根据患者的相关情况,筛选组员,发送邀请函。医务小组成员的筛选标准可参考以下条件:面对共同的问题或需要;自愿参与,并愿意遵守小组活动相关规定;若组员是患者,要筛选出病情相对稳定、身体状况良好的患者。

2. 制订小组计划

医务社会工作者在预估确定组员的问题及需求的基础上确定工作目标、制订一份详细的小组计划书,并与主管及所在科室进一步接洽协调。小组活动方案书主要包括小组名称、基本理念、主要理论、目的和目标、小组对象、活动时间、活动地点、活动形式、所需资源、预计困难及临时处理计划、评估方法和经费预算等内容。

(二)组织阶段

1. 筹备小组资源

医务社会工作者申请并协调开办小组工作所需的资金、场地及设备等方面的资源;组建小组工作团队,确定志愿者人数、招募且培训志愿者以促进小组顺利开展,在小组某些环节需要医护人员合作的,要提前邀请并告知医护人员。

2. 开展组前会谈

在小组正式开展之前,医务社会工作者要集合小组成员开会,再次确定参加本小组的成员,了解组员的个人情况,宣传小组并说明小组宗旨,约定第一次聚会的时间、地点、内容和注意事项等。对于组员提出的疑问,社会工作者逐一澄清。

(三)进行阶段

1. 初期

小组初期一般为小组第一至第二两节次。主要焦点为破冰,介绍组员相互认识,消除小组的陌生感,初步营造小组和谐互助的氛围,增强小组趣味性,提升小组吸引力。在小组初期,医务社会工作者主要扮演领导者、鼓励者和组织者的角色,主要任务在于帮助小组成员之间建立信任关系、协助小组成员彼此认识以消除陌生感、帮助小组成员明确自己对小组的期望、讨论保密原则和建立契约、制定小组规范、塑造信任的小组气氛、形成相对稳定的小组关系结构。

2. 中期

小组中期包括第三节次至小组最后两至三节次前。医务社会工作者引导成员向达成小组目标前进,增强互助与分享环节,提高小组成员对小组的归属感。医务社会工作者在小组中期主要扮演协助者、引导者、资源整合者和冲突调解者的角色,对患有不同疾病的患者群开展工作,将患者置于适宜的环境中,通过小组成员的相互反应及社会工作者的鼓励、支持与指导,使患者对疾病的反应与治疗有深切的了解,使患者打破以前的孤独、消沉、苦闷,重新建立良好的人际关系与积极的人生观。

3. 后期

小组后期一般指小组最后一节次前的两节次。小组后期也是小组的成熟阶段,社会工作者聚焦于强化小组成员已取得的成果,增强组员的个人自信心与小组成员间的支持度。在小组后期,社会工作者主要扮演信息的提供者和联合者、小组及组员能力的促进者、小组的引导和支持者等角色。社会工作者的工作任务是维持小组的良好互动,协助组员从小组中获得新的认知、把认知转变为行动、解决有关问题。

(四)结束阶段

1. 处理组员情绪

在结束阶段,医务社会工作者要妥善处理小组成员的离别情绪与感受。社会工作者至少在倒数第二次的时候提前告知组员小组即将结束,让组员做好离别的心理准备;鼓励组员将内心的真实感受充分地表达出来;帮助组员正确地认识小组结束的积极意义,引导组员对离组后的生活作出妥善的安排,鼓励组员把关注的焦点,集中在对未来生活的美好憧憬上。

2. 回顾小组发展过程

医务社会工作者要对整个小组活动的主题进行回顾和总结,使小组活动的主题得以提升。一方面,社会工作者要巩固组员的学习成果,包括模拟练习,肯定正面感受,增强组员的自信心,寻求外部资源的支持,做好组后的跟进工作,并鼓励组员独立;另一方面,社会工作者要鼓励组员勇敢地面对未来,包括带领组员讨论他们在小组结束后可能遭到的各种事情及具体的应对和解决办法,帮助组员释放对未来的担忧和恐惧情绪,同时协助组员制定切实可行的组后行动计划,提升组员融入社会的能力和信心。

3. 开展小组成效评估

小组成效评估由社会工作者自评、组员评估、观察对象评估、督导评估等组成。评估内容主要包括以下三个方面:①目标达成方面,包括对小组目标的达成情况、小组工作的效率和效果等进行评估;②活动设计方面,包括对小组的动力情况、组员的参与情况、组员的反馈意见等进行评估;③工作人员的技巧方面,包括对专业技巧的运用、影响力及小组冲突的处理等进行评估。

四、介入技巧

(一)结构设计技巧

1. 设定小组目标

医务社会工作者走进患者与家属群体,站在他们的脉络中思考他们的问题,以组员的需求为中心,综合分析每一位组员的生理、心理、情绪、疾病及诊疗情况等个别化特征,认识和把握组员的社会关系背景及文化背景,以此为基础精心设计小组各个阶段的目标。小组目标的重点是关注组员的共同成长,通过小组成员之间的相互分享、相互交流与相互支持,不断挖掘组员的潜能,提高组员自己解决问题的能力。

2. 设计小组构成要素

时间的安排,小组活动时间的选择应避开医护人员查房、患者治疗及检查的时间,尽可能安排在下午,每次小组时间不宜过长;场所的选择,社会工作者在医院开展小组活动时,可与科室联系,协调活动场地,场地的选择应照顾患者及其家属,考虑遵循就近原则;小组的规模,小组的组织以 4～10 人为宜,避免人数过多导致情境不易控制,辅导成效因而容易降低;活动的设计,在设计小组活动时,社会工作者应尽可能地多设计开放式小组或单次小组,保证组员的数目,保持小组互动氛围和人气,提高组员参与下节小组活动的积极性,同时活动内容的设计宜浅显易懂、活泼有趣,以吸引成员的参与、引发成员的互动与成长。

(二)疾痛认知技巧

1. 促进组员对疾病的了解

医务小组组员普遍有对疾病认识的需求,对疾病准确客观的认识有助于缓解患者的心理恐惧,提升自身对疾病的控制感和安全感。医务社会工作者可以通过提问的方式了解组员对疾病治疗和康复知识的掌握情况,让大家分享各自对疾病的认识;由邀请的专业医护人员指出组员讨论中存在的误解之处,给大家详细讲解疾病及治疗的相关知识、饮食注意事项、术后锻炼注意事项等知识,并对大家的提问耐心回复。例如,糖尿病患者健康教育小组,通过讲授糖尿病的基本知识和综合治疗,如教育、饮食控制、运动、药物治疗、血糖监测及心态调整等,帮助患者及其家属深入了解糖尿病,并提高患者家属的照护技能。

2. 增进组员对疾痛的理解

医务社会工作者鼓励患者分享疾痛带来的心理社会反应,传授情绪控制或非理性情绪处理的技巧,引导组员积极理解疾痛的意义,通过小组内人与人之间的互动,使个人在小组中充分感受到团体精神,体验分享其他病友的成功经验,通过团体成员的相互反应,从中增强对疾痛的认识程度和抵抗力,增进对家庭或社会的信任,走出个人封闭的世界,寻求家庭及社会的多方支持;对参与小组工作中的医护人员来说,在倾听患者分享的感受之后,有助于站在患者的角度去改善治疗,提升照护质量。

(三)互动参与技巧

1. 为病友互动提供平台

医务小组活动一般以慢性病病友为主,他们因治疗周期长而出现不同程度的心理问题和情绪,社会工作者可以在医院建立以不同病种为主题的支持性小组,使小组成员有相互交流的机会。因患有同类疾病,患者遇到的生活、家庭、工作难题是比较相似的,更容易产生同理心,会得到较高的心理支持。在这种交流中,病情已经治愈或得到缓解的患者,会增强其他患者治愈的信心,患者成功的处理生活、工作中遇到问题的经验,也会给其他患者以启示。对于这一类小组,社会工作者不需要过多的介入,设定一些主题,给他们提供互动的平台,如上海东方医院针对糖尿病患者开展"糖友乐"病友互助小组,达到较好的活动效果。

2. 以游戏带动成员参与

医务社会工作者要从患者的身体状况出发,设计合适、适宜的小组游戏,包括各类小热身、主题游戏,综合运用情景剧、角色扮演等各种生动形式再现沟通场景,促进组员间的相互了解,活跃小组活动气氛,增加参与者的想象力和参与的乐趣,形成组员间良好的互动。医务社会工作者可以向组员说明游戏的目的与规则并进行提前示范,引导组员参与活动的积极性,在带领游戏过程中社会工作者注重参与者个人活动体验,增强成员之间相互关系的链接,建立彼此之间的支持;游戏结束后注重组员间的经验交流和分享,预留一定的时间让组员分享彼此的经验,鼓励组员发表参与小组活动的感受,讨论彼此在小组活动中的成长经验,促使组员发展自我潜能,增强其社会功能。

(四)意义探寻技巧

1. 释放心中愧疚感

医务社会工作者引导患者述说或分享患病后身心方面的感受,理解疾病对患者带来的痛苦及因生活不能自理给家庭造成负担而产生的愧疚感;通过组员之间分享、倾听和支持,促进患者与家属科学认知疾病带来的生理、心理及社会功能的变化,转变负面的认知,及时释放压力,减轻愧疚与自责;通过患者与家属的有效互动,增进患者与家属之间的理解和支持,增强家属照顾患者的耐心,以鼓励增进患者康复的信心;通过社会工作者的引导促进患者对自我的认识和反思,重新思考治疗情境下个体的角色及生命意义,把愧疚感转化成积极态度来应对治疗。

2. 探寻生命意义

医务社会工作者倡导优势视角,引导患者从疾病中重新获得新的经验,增进对自己的全面了解,提升自我优势意识,建构积极自我;小组为组员提供了一个畅所欲言、自由表达、理解与支持的平台,组内氛围热烈,小组体验弱化负面标签效应;社会工作者引导组员在治疗情境中重新思考人生和周围世界,探寻疾痛应对过程中所独具的意义,赋予组员积极的自我概念和生命意义,疾痛经验不只是身心受苦的磨难生活,也是一种成长机会;小组成员通过回忆、反思与探讨对生活重要事件进行回顾,并提出自己对未来生活的信念与构想。例如,社会工作者开展"生命之美"乳癌小组工作,从讨论疾病康复知识、失去乳房之后的保乳技术和外在形象的维护技巧到对小组内含痛、难、命、美的深度挖掘,引导女性乳癌患者探寻生命意义及生命之美。

第三节　医务社区工作

社区工作是继个案工作、小组工作之后的第三种医务社会工作方法。社区工作作为以社区为对象的社会工作方法,在恢复和强化社区功能、促进社区发展方面发挥着重要的作用。

一、概念

(一)医务社区工作的概念

社区工作是以社区为对象的社会工作介入手法,它既是一项有计划的行动,也是一个过程。社会工作者经常运用集体行动的手法,鼓励居民互助、自主和自决,提升居民的各种能力。社区工作的主要目标是满足社区需要,解决社区问题,培养居民成员的归属感和认同感,促进社区整合,改善社区生活质量,实现社会公正。

所谓医务社区工作就是指把医院的资源和社区的资源,通过社会工作者的桥梁有机地联系起来,并通过社会工作的理念和方法,把这些资源输送至有需要者,从而推动医院及社区相关层面的协调和更好地发展专业活动。

医务社区工作是以社区及整体人群为服务对象。医务社区工作的服务形式呈多元化特征,既包括在住院病房开展医疗关怀和健康教育活动,也包括在社区推动健康营造计划和倡议建设"健康社区"。

医务社区工作的介入层面比个案、小组更为宏观,介入聚焦于全社会的健康促进。在实践中,社会工作者与医疗团队共同推动社区外展服务方案、社区健康营造活动,如推动社区健康服务至社区内学校、社区活动中心等地办理健康讲座、健康检查筛选活动、疾病预防宣导、社区病友座谈会、罕见病夏令营等。

(二)医务社区工作的功能

立足于医院,推广疾病防治观念。社会工作者在医院举办的社区医疗服务,以卫生与疾病预防的观念推展为主,即对正在住院和接受门诊治疗的患者和家属所开展的活动,包括邀请医院专家开展系列疾病治疗和康复知识讲座、组织策划长期慢性病患者及其家属的郊游活动以舒缓压力、组织病友的文化娱乐活动等,其目的都是帮助患者在医院顺利治疗。

延伸至社区,促进康复预防工作。目前,全球医疗照顾已经逐步显现出了社区化的发展趋势。在社区中,卫生保健体系主要包括预防、治疗和临终关怀三个部分,医务社会工作在这三方面都能起到不可替代的作用。医务社会工作者的工作范围由最初服务于医院系统不断延伸到社区,体现了人文关怀的视角和系统服务的理念,也是医务社会工作者工作实务通过社区工作延伸。随着我国城市化建设进程不断加快,社区逐渐承担起维护社会稳定,促进社会整合和提供社会服务等功能,这就意味着医务社会工作者在社区的作用越来越重要。

二、服务模式

(一)地区发展模式

地区发展模式假定社区的变迁,可以通过当地社区居民在有关社区发展的目标确定和行为中的广泛参与来追求。该模式有以下特点:关注社区的共同性问题;注重通过培养社区自主能力来实现社区的重新整合;过程目标的地位和重要性超过任务目标;特别重视社区成员的参与,希望通过居民的参与实现自决自助。该模式的目标是建立社区自助的能力和社区的整合,采用的手法着重于推动社区居民广泛参与,界定本身的需要,并采取行动去改善社区问题,从而改变社区。

地区发展模式无法解决整体资源分配不均及制度不合理产生的社区问题,调和不同利益群体的手段不足,民主参与导致的成本高而效益低。

（二）社会策划模式

社会策划模式是在科学调查研究的基础上,依靠专家意见和知识,通过理性、客观、系统化的分析,对解决社区问题的过程和方法进行计划的工作模式。该模式的特点是注重任务目标的实现,强调按照理性原则处理问题、处理过程的理性化和方法的科学化,通过由上而下的改变指向社区的未来变化。该模式强调任务目标,运用理性方法解决社区问题。医务社会工作者通过专家的调研论证,制订并落实计划,解决社区内的问题,是自上而下的方法。

社会策划模式侧重专家知识及领导,容易引起居民对专家的依赖,居民的参与率低。

（三）社区照顾模式

社区照顾模式动员并连接正式和非正式的社区资源,去协助有需要的人士,从而使社区成员间形成互相关怀和相互扶持的氛围。其特点为:协助服务对象正常地融入社区;强调政府、营利机构、非营利性机构、志愿组织、社区、家庭、个人等多方面共同承担服务责任;非正式照顾是重要方面,重视初级群体、非正式关系的照顾,与正式的社会服务一起,支援和协助人们解决困难,提倡建立相互关怀的社区。该模式旨在为社会有需要的人群提供照顾和支援,并建立一个具有关怀性的社区。医务社会工作者注重为患者重新建立支持网络,提供实质照顾和支援,在过程中强调居民的增权与参与。

社区照顾模式因资源及权力下放可能引发的政府责任和角色问题,社区资源有限,激励机制不足,非正规服务质量难以保证。

（四）社区教育模式

社区教育模式是有关机构或主体针对社区成员的需要和社区发展的需要,组织协调社区内外资源,采用不同形式的传授方法,以达成工作目标的一种工作模式,是与学校教育、家庭教育并列的社会教育之一。该模式旨在培养和塑造有知识、有能力、以社区发展为己任的优秀公民。医务社会工作者主要面向居民提供健康教育,教育人们如何照顾自己避免生病,控制传染病传播,提供保健及预防疾病的知识,为长期慢性患者提供社区照顾等。

社区教育网络的建设历时长,短期难见成效,且社区现有资源有限。

三、工作流程

医务社区工作具有很强的实践性,它是医务社会工作者参与社区社会事务、解决社区问题、发展社区居民健康问题的一个专业工作过程。这一过程大致可分为社区联络、需求调查、方案设计、模拟预演和正式实施以及成效评估几个阶段,见图4-3。

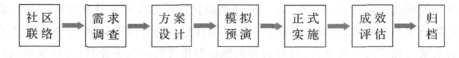

图4-3 医务社区工作流程

(一)社区联络阶段

正如其他社会工作方法一样,社区工作首先也要联络社区,并建立良好的专业关系,为推动医务社区实践的开展打下基础。

1. 工作重点

这一阶段的工作重点包括:让社区居民知道社会工作者是谁,社会工作者有必要让社区的所有机构、团体和个人了解自己的角色和职责,并使他们能接纳社会工作者,主动配合工作;寻求未来工作的支持者,建立专业关系一般从拜访社区类领导人物和知名人士及社区发展机构入手,并获得社区重要组织与人士的了解和支持。

2. 主要任务

社区联络的主要任务包括:提供配合服务对象需求的服务信息;了解社区居民所遇到的问题及评判其是否自主自愿;决定如何提供进一步的服务计划;让社区居民了解医务社会工作与医务社会工作者的能力和职责;明确服务的范围,认定服务对象资格;建立和谐、合作的关系;协商服务契约的建立;确定社区居民、社区组织与社区领导人的角色;在接触的初期就要对服务对象提供适当的帮助,以获得其信任。

(二)需求调查阶段

1. 调查社区基本情况

社区的基本情况主要包括四个方面:①社区的现状,包括社区的名称、地域、人口、组织机构、所属行政区划与地方政府及其他社区和社团的关系等;②社区的历史,包括社区的由来、社区的发展历程、社区历史上出现过的重大历史事件和重要人物、社区的文化传统及物化标志;③社区的制度和结构,包括社区的各项管理制度、社区的重要组织及其负责人和社区居民的阶层结构;④居民的生活水准、生活方式和人际关系,居民的生活水准是指由居民的收入、家庭规模和居住条件等因素决定的实际生活状况,居民的生活方式是指生产方式、消费方式、娱乐方式和休闲方式等,人际关系主要是指居民之间的互动频度、深度、方式、性质等。

2. 分析社区问题及需求

社会工作者可以通过本市区上年度卫生系统疾病预防报告,根据病类和专业人士讨论需求情况,分析研究本市区多发疾病情况;从所在地区的地理位置、人口特点、服务结构、居民医疗需要、有关社会资源的分布、社区中影响卫生健康的因素等多个方面着手来认识社区;通过访问法和社区普查了解社区居民对社区的看法及需要。对社区问题与需要的分析包括三个方面:了解社区问题产生的背景,自然、经济、政治、社会、文化;界定社区问题,包括社区问题是什么、造成的原因及形成的后果;决定问题的优先次序,从严重、紧迫的问题及需求入手。

3. 建立社区资源档案

社区资源是指能够满足社区居民生活需求的一切自然物质资源与社会资源。社区资源按种类可以分为人力资源、物力资源和财力资源;按归属可以分为正式资源和非正式资源;按资源所在位置可以分为社区内部资源和社区外部资源。进行社区资源分析需要四个步骤:利用资源检查表,检查社区运用资源的情况;根据资源检查结果,决定分类处理策略;从各种资源渠道,寻找现有资源;将所获得的信息填写表格,建立资源档案。

(三)方案设计阶段

1. 确定行动计划

制订社区行动计划应遵循以下三个重要原则:①广泛征求意见,即社区行动计划必须根据全体居民的愿望与需求,广邀各方代表共同参与制订;②确保切实可行,即在社区行动计划制订过程中必须考虑其适合性、可行性及可接受性,先要根据社区的内外条件设定比较明确、具体的目标,然后再设计出具体的、逐步接近目标的步骤,同时必须考虑与更大范围的社会发展计划的配合,以及与社区内各机构、各组织之间的协调等;③妥善存档保管,即各种与社区行动计划有关的文件、会议记录及评估报告等都应妥善存档保管,以便将来检讨改进之用。

2. 选择介入策略

社会工作者要确定用何种方式可以更快地介入社区,医务社区工作常见的介入策略有以下四种:①义诊,如与基金会合作的儿童烫伤义诊、唇腭裂义诊,以及医院主办的偏远地区或邻近地区义诊等;②社区保健活动,如社区内的医疗讲座;③咨询与协助,如咨询电话、社区运动会所提供的医疗人员或医疗服务;④在社区中设立中途之家、日托中心等。

(四)模拟预演与正式实施

1. 开展模拟预演

在社区工作中,医疗团队的参与合作十分重要。方案中如果涉及医护人员,要提前邀请医护人员,并与其协商实施细节。方案确定后,社会工作者便可着手资源整合工作,包括协调活动场地、音响设备、物资、活动所需的专业人士、志愿者、问卷设计等。在正式实施之前,需由团队人员模拟演练,或讨论可能存在的问题,先作防范,再正式施行。

2. 正式提供服务

社区工作的核心在于最大化地促进社区成员的参与,社区工作实践应立足于社区成员,寻找和发现社区居民中的带头人,并对其进行培训工作,提升其对参与社区事务意义的认识;确定工作目标的优先顺序,加强社区中的互动合作氛围。在此基础上,成立或巩固居民组织,让社区工作系统化,通过互助合作、社区教育、争取资源等深入开展社区工作,促进居民持续参与社区活动。在实施过程中,医务社会工作者注重结合医院与社区的资源,提高社区的医疗保健水平。社会工作者进入社区,在人流量大的地方如公园、广场等开展专家讲座、义诊等,宣传疾病预防和健康知识,诸如基本健康教育、长期慢性病教育、传染病教育、心理卫生教育、戒烟教育、艾滋病教育、毒品预防等,以提高民众的健康保健意识,促进良好健康生活习惯的形成。

(五)成效评估阶段

1. 意义

评估是检验医务社区工作成效的一种重要方法,它不仅可用于社区工作结束后,也可用于社区发展计划实施的过程中。成效评估的意义在于对已有的成绩加以肯定,可以获得社区居民更大的信任和支持,也可使工作者有成就感;对社区发生的变化有更确切的了解,有利于随时弹性地调整方案,有助于未来设计的方案更合理。

2.步骤

医务社区工作的成效评估需要六个步骤:评估小组的组建、评估体系的建立、评估计划的制订、评估信息的采集、工作成效的计算及评估报告的撰写。评估工作可以由社会工作者自己来做,也可以由社区各界代表来做或者请专家咨询;可用定量评估,也可用定性评估。

四、介入技巧

(一)加强支持系统的技巧

1.发展社区志愿者

社会工作者可以与医院党团组织合作,张贴志愿者招募海报,吸纳医院有意参加志愿者服务的医护人员;在社区向居民宣传志愿者服务,吸纳身体状况良好的居民或已经康复的患者加入志愿者队伍。社会工作者将募集到的志愿者建立名册,根据技能编组;将志愿者服务宗旨、服务技巧、沟通、防感染等纳入培训计划,确保服务质量,同时按照志愿者的能力、意愿和兴趣给他们安排工作,提供参与与成长的机会,例如,医护人员可提供疾病方面的知识讲座和义诊服务,康复的患者可以现身说法分享抗病经验。

2.建立社区关怀网络

社会工作者在社区开展"关怀行动",充分利用各种社会资源,广泛调动各方面的力量关心社区中慢性病或严重疾病患者、面临心理困扰的人士、老年人及残疾人。运用各种资源和支持网络去帮助社区困难人士,比如针对慢性病、独居且行动不便的老年人,医务社会工作者可以因应社区内外可调动的资源,为困难人士搭建一个合适的支援系统。例如,入户开展一对一的健康教育、安排家务助理送饭和定点家居事务、调动志愿人员进行定期探访和组织文体、娱乐活动,联络邻居在遭遇危急事故时提供照应等。

(二)开展健康教育的技巧

1.制订合理的健康教育计划

社区健康教育要根据地区、对象、目的、内容选择适宜的方法。健康教育对象可按年龄结构、职业、文化程度等分类,根据各类人群的特点选择不同的形式和内容。对年龄过小或过大者无法直接进行教育的,应对其家长或家属进行教育;对中青年教育应简单、直接、明了;而对老年人则要有耐心,要做到反复说明、详细解释、不断强调;对女性对象进行健康教育时应注意阶段教育和对症教育。不同的健康教育内容,也要采取不同的形式,如传染病防治教育可采取专题讲座和广播,解决心理问题采取咨询,慢性病防治教育可采取板报、橱窗、展览和发放卫生资料等大众传播形式。

2.社区健康教育应与社区慢性病干预相结合

高血压、冠心病、糖尿病、肿瘤等非传染性慢性病的发生与不健康的生活方式有密切的关系。社会工作者联合医疗团队加强对社区人群开展健康教育,采用"收集资料—评估需求—社区诊断—制订计划—具体实施健康教育"的介入模式,对慢性病患者进行健康教育和干预,使人们逐步提高卫生知识水平和自我保健能力,改变不良生活习惯;针对慢性病高危人群进行面对面的宣教、行为干预与指导,如合理饮食、适量运动、规律服药、对危险因子进行干预,有计划地开展相关疾病知识的讲座和患者自我管理教育相结合的健康教育方法,预防社区人群慢性病的发生及降低慢性病死亡率。

(三)拓展服务项目的技巧

1. 倡导健康家庭行动

社会工作者入户发放健康知识资料,鼓励居民参与健康家庭行动,约定健康家庭行为;建立居民健康档案,进行入户随访和慢性病患者的管理,开展健康评价机制。通过开展健康家庭行动,使居民们提高健康观念、重视健康,认识到健康是宝贵的财富,健康对人生的积极影响而积极学习卫生保健知识,自觉地去除不良的卫生习惯,建立起健康的生活方式,积极参与各项健康活动和健身活动,从而提高居民的健康知识知晓率和健康行为形成率,提升社区居民健康素质水平。

2. 拓展社区健康项目

社会工作者在社区拓展各类社区健康项目,积极营造社区居民重视健康的良好氛围。社会工作者开展各种咨询活动,如心理咨询、饮食健康、运动健康和其他健康知识咨询;举办各种居民健身班,如太极剑、太极拳、啪啦啪啦舞;组织各种健康专题讲座、座谈会,健康知识有奖问答活动;举办社区不同人群的运动会,有老年人、青少年、妇女运动会;组织社区青少年开展"健康从我开始"夏令营活动等。社会工作者还为遭遇类似困难和问题的居民建立健康支援小组,如孤寡老人互助小组、护老支援小组、心理疾病防治小组,慢性病照顾者支持小组,推行社区健康支持网络的理念,鼓励更多居民参与到支援网络帮助有需要的人士。

(四)推动内源发展的技巧

1. 培育内源动力

社区发展的根本在于能力提升和培育内源动力。医务社会工作者在社区服务中须思考外来的知识和技术如何在内源发展中提升社区能力,使当地人得到"增能"或"充权"。社会工作者秉持社区内源发展的理念,协助社区居民整合所掌握的知识、技术、物质财富、价值观和他们生活实践中所形成的生活信念,转化为社区的优势和资源,通过倡导或呼吁提升公民意识,鼓励居民用一种正面的、积极的态度来看待社区的发展,将能力的提升与社区的自主改变联系在一起,通过居民的参与,让人们在发展的过程中学习和成长,感受自决的能力。

2. 建设社区能力

医务社会工作者提倡"以能力建设为中心的社区发展模式",在社区寻找一群有共同需要的居民,如因慢性病或严重疾病患者、面临心理困扰的人士等由于个人因素或社会因素而处于弱势地位的人群,协助发展和设立一些新的互助或自助社区组织。困难人群自身的社会支持网络通常比较薄弱,因而协助他们建立自助互助组织是帮助其发展社会支持网络的重要渠道。自助互助组织形成之前,往往需由医务社会工作者鼓励成员产生共识,一起计划成立自助互助组织,参与并执行小组一切的发展事宜。社会工作者在发展自助互助组织时可使用联结、鼓励、体验式学习、朋辈榜样、正面强化、组织活动等技巧,帮助社区成员在亲身实践中肯定自己的能力,增强自信心,获得成就感。例如,上海市某区癌症俱乐部创立了社区"群体性抗癌"模式,由各社区的病友组成,开展了形式多样的康复活动。

课后思考

1.为前来咨询及需要辅导的医护人员提供个案辅导也是医务个案工作内容之一,医护人员面临哪些需求?社会工作者如何帮助他们?

2.医务社会工作者如何针对系统性红斑狼疮患者开展病友支持小组?需要借助哪些资源?

3.医务社会工作者针对经济困难的患者如何开展需求评估并提供医疗救助服务?

4.医务社会工作者在医院内可以采用哪些形式开展医患交流会?

5.医务社会工作者在社区服务中如何拓展活动资源?社区资源体系由哪些构成?

案例讨论

1.在治疗过程中,家属的过度保护很容易给患者带来一定压力,引起焦虑情绪,不利于康复,医务社会工作者如何为此类家属开展专业服务?

2.医务社会工作者走访病房,发现患者及其家属对疾病发展、照顾常识及相关政策等信息缺乏了解,拟定在科室设立信息小站,请探讨社会工作者如何利用信息小站的平台提供专业服务来回应患者及其家属的需求?

参考文献

[1] 孟馥,王彤.医务社会工作与医院志愿者服务实用指南[M].上海:文汇出版社,2011.

[2] 香港服务发展研究中心.医务社会工作实务手册[M].广州:中山大学出版社.2013.

[3] 全国社会工作者职业水平考试教材编写组.社会工作综合能力[M].北京:中国社会出版社,2014.

[4] 关信平,李沂靖.社区工作[M].北京:中国社会出版社,2013.

[5] 孙玉娇.医务社会工作在社区服务中的应用研究——以济南市为例[D].沈阳:辽宁大学.2013.

[6] 刘芳,徐兴文.小组工作在综合医院精神科精神疾病康复中的运用——以昆明M医院精神科"沟通小组"为例[J].社会工作,2010,(12):28-30.

[7] 康文萍,张一奇.小组社会工作在糖尿病患者健康教育中的运用[J].中华护理杂志,2004,39(5):342-343.

[8] 张斌,程现昆.社区医疗与医务社会工作[J].中国全科医学,2006,9(21):1825-1826.

[9] 刘斌志.医疗照顾社区化与社区医务社会工作的发展[J].中国全科医学,2008,11(3A):451-452.

[10] 彭善民,顾晓丹."生命之美":疾痛视域中的乳癌小组工作探索[J].华东理工大学学报(社会科学版),2012,(1):39-47.

[11] 禤文颖.精神病患者家属的社会工作介入研究——以崇左市复退军人医院"阳光小组"为例[J].现代妇女:理论版,2014,(5):269-270.

[12] 李图强.以优势视角设计：社会工作者如何进行社区工作与社区发展实践[J].社会工作,2010,(8):4-8.

[13] 汪晓静,祝建忠.社区健康教育方法探讨[J].中国农村卫生事业管理,2011,31(7):710-711.

[14] 温泉,李建华,郭春江,等.社区健康教育工作研究——深圳市"健康家庭行动"示范社区项目的实践与体会[J].中国科技信息,2005,(208):133-134.

医务社会工作通用技巧

YIWUSHEHUIGONGZUOTONGYONG JIQIAO

本章主要介绍医务社会工作的三种通用技巧：病情告知、危机干预和出院计划。这三种技巧融合了医务社会工作的知识、实务方法和专业价值，为医务社会工作者提供了基本的助人知识、技巧和程序，以便为服务对象提供所需帮助。医务社会工作者正是在提供专业服务的过程中运用专业的知识和技巧来提升服务品质。

第一节　病情告知

病情告知是医务社会工作者开展专业服务的通用技巧之一。通过运用社会工作专业方法开展病情告知，有助于帮助患者正确地认识与对待病情，改善就医软环境，促进医患关系和谐发展，提高医疗团队服务素质。

一、病情告知的概念

（一）病情告知的概念

病情告知是指医疗团队将病情发展情况、诊断结果和治疗方案等信息如实告知患者，尊重患者知情同意权和自主决定权的行为。

病情告知分为对普通疾病的告知和对重大疾病的告知。普通疾病是指病情较轻、病因简单、经过门诊或短期住院治疗即可痊愈或预后良好的病种；重大疾病是指患有严重危害人的身心健康或顽固性、病因复杂、病情迁延不愈需长期治疗和药物支持、预后较差甚至有生命危险的病种。

因患者对普通疾病的接受程度较高，病情较轻及预后良好，病情告知较为容易；而对重大疾病的告知则是医疗团队面对的主要挑战，如癌症的发病率和死亡率呈逐年上升趋势，目前医学界尚未研制出根治癌症的特效药物和医疗方法，癌症在一定程度上意味着痛苦、衰弱，甚至死亡，许多患者对此充满恐惧并产生心理障碍，医护人员和家属也陷入告知与不告知的两难处境。因此，医务社会工作者在开展病情告知服务时，重点关注对重大疾病的病情告知工作。

（二）病情告知的意义

病情告知不仅给患者和家属带来积极的意义，而且有助于医患合作。对患者而言，病情告知是尊重患者知情权和自主权的重要体现。知情权是患者的基本权利，医务人员应尊重患者的知情权，避免对患者产生不利后果。例如，癌症患者对自己的病情知情与否对患者自身生活质量的提高和生存期的延长影响很大，患者在不了解自己病情的情况下，通常难以接受化疗、放疗等有较大不良反应的治疗方法，部分患者不得已接受此类治疗后，反而猜测到自己病情的严重性,引起焦虑和不安,而患者对疾病知情则主动配合治疗,生活质量及生存期将明显提高和延长;对于患者家属而言,由于对癌症的恐惧,患者家属通常是"病急乱投医","不辨真假"一味听信对疗效的宣传,易造成误导,而对正统的诊疗过程丧失信心或者产生不合理期待,有效的沟通能够使之对癌症诊疗的效果和前景有比较客观和合理的预计和期待。病情告知有利于医患合作,患者通过调整心理状态、积极配合医生完成癌症的诊疗过程,接受对身体造成的生理改变,同时调整现有的生活方式,满足由于癌症带来的社会适应的需要,如乳腺切除、卵巢切除术后对性别认同的影响,医患同行与合作有利于共同战胜癌症。

二、患者对病情的认知及反应

(一)患者对病情的认知心态

患者对病情的认知通常经历四种心态。

1.屏蔽

医生应诊时通常会遇到患者家属要求医生绝口不提癌症,或要求医生拒绝对患者解释病情或要求医生积极主动地瞒骗患者患的是另一种更为常见的、预后良好的、疗效尚佳的疾病,如胃癌说成是胃溃疡、肺癌说成是肺炎或肺囊肿,因而患者在诊疗进程中完全处于真实信息被屏蔽的状态。

2.怀疑

由于在肿瘤专科医院或科室进行诊疗,同时癌症引发的症状及相关检查的一些表现和内容,如体重减轻、体表肿块、紫斑等,检查如活检切片、骨髓穿刺等使患者运用一些常识性的知识怀疑自己得了癌症,这时家属和医生并不明确告知其真实情况。

3.伪装

患者及其家属之间都心知肚明,可是互相害怕真实的癌症病情会对对方带来伤害和打击,因此相互伪装成乐观的样子,家属害怕患者承受不了打击,或一蹶不振,或自杀,或放弃治疗,而患者怕家属伤心难过,实际上在心理上都平添了一层负担,独自咀嚼和承担其中的忧虑。

4.公开

患者及其家属和医务人员一道坦然面对癌症这样一个事实真相,公开讨论有关疾病的科学认知和诊疗进展以及治疗前景,交流并分享共同抗癌的体验与想法,形成良好的心理激励作用。

(二)患者的心理过程及行为反应分析

患者在诊疗过程中会出现一系列心理变化,主要经历以下六个阶段。

1.积极期

入院早期,对病情的隐瞒起到了积极的作用,患者满怀希望积极配合治疗,希望早日康复。

2.焦虑期

疾病治疗效果差,健康状况每况愈下,患者对疾病的治疗方案产生了怀疑,对医护人员产生了信任危机,有了焦虑感,并且不断加重。

3. 愤怒期

随着病情的恶化,患者猜测到了疾病的严重性,对于部分正值壮年的处于事业的顶峰时期又是家庭顶梁柱的患者,内心常常是否认的。患者迫切地询问家属和医务人员,家属和医护人员对诊断的隐瞒,不仅加重了患者对家属和医护人员的不信任感,同时也加重了患者的侥幸心理。肯定与否定、现实与希望在内心产生了激烈的冲突,患者易表现为对医护人员态度冷漠,脾气暴躁,拒绝陪伴。

4. 行为失控期

在强烈的心理冲击下,患者心理承受能力接近极限,最终导致行为失控,采取拔除输液,甚至自残等行为方式进行宣泄。

5. 消沉期

当患者面对真实的病情后,失望、恐惧心理随之而来,选择坚强还是逃避,患者需要有一个心理的调适过程,患者表面上消沉,内心却波澜起伏。

6. 接受期

在医疗团队的帮助下,患者采取了积极的心理防御机制,进入良性的心理状态,使用正确、积极的应对方式,表现为接受现实,配合治疗,采取积极的行动安排生活,让有限的生命更加有意义。

三、病情告知的实施方法

病情告知的实施方法包括准备工作、传递信息、情绪回应、认知调节、拟定治疗及追踪计划,见图5-1。

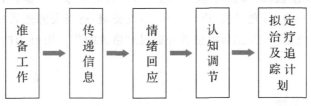

图5-1 病情告知实施方法

（一）准备工作

1. 开展准备工作

医务社会工作者在病情告知前需要开展一系列准备工作,与患者建立良好的专业关系,通过会谈与收集资料充分评估患者与家属的各种事项,如求医经过、人生观、对疾病与死亡的认知,情绪状态、宗教信仰、支持系统等。衡量告知的利弊,注意自主原则及个体差异性。社会工作者应做好自身的准备,如了解病情、预知情绪变化、接纳患者的情绪及如何处理情绪变化。

2. 把握告知原则

病情告知前社会工作者必须确定患者真的想知道自己的病情,并获得患者的许可。开展病情告知可遵循以下原则:①确定患者在被告知前已找到活下去的理由;②在告知前要与患者建立信任的关系;③告知的方式要委婉但不欺骗患者;④告知的时间要适时;⑤接纳患者因告知而产生的可能情绪,并指导如何处理;⑥对患者的支持,向患者表明社会工作者会陪伴患者而不会遗弃,让患者知道何时何地何种情境下可以获得社会工作者的支持。

3.评估患者认知

在告知病情前,社会工作者可以使用开放式提问的方式来判断患者对其医疗处境的认知,评估患者对病情了解的现状,患者自己觉得病有多严重,未来会受多大影响。从患者的回答中,社会工作者重点捕捉以下三类信息:①患者了解到的信息与真实病情的接近程度;②患者的教育程度和表达能力,以及在沟通中经常使用的词汇;③患者在表达过程中通过言语信息和非言语信息透露出的情绪。社会工作者还要评估患者对病情告知的期望,在会谈中关注患者是否主动表达想获得病情的信息,也可以通过询问了解患者是否要了解一些信息,想了解多少信息,是否愿意和社会工作者全盘地谈论病情。

(二)传递信息

1.传递言语信息

社会工作者传递给患者的言语信息包括"好消息"和"坏消息",对"好消息"的传递能够给患者带来希望和信心,对"坏消息"的传递取决于患者的期望与医学上现实情况之间的落差。如果患者还不知道自己的病情,社会工作者要给予患者一个"危险警告",如"情况可能比较严重",然后短暂沉默等待观察患者的反应,在可控制的情况下根据患者情况逐步透露病情;如果患者的期待与现实的落差较小,可以适当披露一些信息给患者;如果患者的期待与现实的落差较大,可更多地给予患者情感上的支持,暂时不告知相关疾病信息。

2.传递非言语信息

医务社会工作者除了言语表达以外,还注重非言语交流。非言语交流的渠道包括身体姿势、肢体运动、目光接触、面部表情、皮肤接触、言语表情及综合印象。在病情告知时,社会工作者要坐下来、专心地、目光平视、声音柔和、语气委婉,适当安慰患者的情绪反应,让患者感受到被理解、关心及温暖,以此影响患者并通过对患者的非言语行为的观察和分析获得有用的信息。

(三)情绪回应

1.移情稳定患者情绪

当患者得知"坏消息"时,他们的情绪反应往往是震惊、无助、悲伤、哭泣、否认及愤怒。在这种情况下,社会工作者可以通过移情反应支持患者。移情反应由四个部分组成:社会工作者要观察患者的任何一个细微的情绪,包括哭泣、悲伤、沉默、震惊等;确认患者经历的任何一个相应的情绪,如患者出现沉默,可使用开放性问题询问患者怎么想;确认情绪产生的原因;给予患者一定的时间宣泄他的情感,患者宣泄期间,让患者感受到社会工作者的感情与患者自身的感情联系在一起。

2.鼓励表达自我意愿

鼓励的作用是表达社会工作者对患者的接纳,对所叙述的事情感兴趣,希望按此内容继续谈下去。社会工作者在倾听过程中对患者进行准确及时的反馈,适时地表达同感,理解患者的处境及感受,使患者产生一种被接纳和被理解的感觉,有了更深层地表达自我的意愿。此时,社会工作者对患者所诉内容的某一点、某一方面作选择性关注并引导患者朝着某一方向作进一步深入的探索,鼓励患者表达此刻最关心最需要的是什么,协助患者总结问题,安排服务计划,并提供进一步的支持。

（四）认知调节

1.调节认知与事实的接近程度

调节认知是为了把患者的认知与事实拉近距离。如果患者的认知接近事实时，则予以肯定；若其认知远离事实时，则提供相关的医学讯息。社会工作者可以先提供少量的信息给患者，当患者的期望与事实差距很大时，预防式地引导"事情可能比你想象的要糟糕一点"，进而说一段故事，描述发生了什么事。在沟通过程中，社会工作者可以让患者重复谈话的内容，以确认患者的认知与事实之间的接近性，及时调节患者的认知。

2.识别与调节患者的不良认知

医务社会工作者要识别患者的不良认知，帮助患者澄清认识，通过认知重建、心理应付、问题解决等技术进行辅导和治疗，改变患者的思维、信念及行为，重建患者的认知结构，从而消除不良认知、情绪和行为。例如，患者担心化疗掉头发，社会工作者可以客观地告知化疗的好处和缺点，改变患者对化疗的认知态度，促进患者对化疗有个客观、理性的认知。

（五）拟定治疗及追踪计划

1.制订未来计划

社会工作者要协助患者一起制定未来规划，规划的内容主要包括以下四个方面：①社会工作者协助患者总结抗癌缓痛的经验，寻找患者的自我调适方式，适当加以肯定；②鼓励患者把他尚未完成的事情列在清单上，按事情的难易程度从简单到复杂排序，邀请家属与患者一起完成，了却患者的心愿；③协助患者完成"旅行日志"，回顾人生每个阶段的故事，并把自己抗癌的过程记录在内，帮助患者整理自己的人生，日后给家属留作念想；④帮助患者寻找其他支持资源，如癌友俱乐部。

2.约定追踪计划

社会工作者要对病情告知过程、患者的心历过程及双方的互动做一个总结，收集患者的反馈意见，肯定患者所做的努力，约定后续行动。社会工作者鼓励患者按约定完成拟定的计划，邀请医护人员、家属和其他相关人支持与协助患者完成拟定计划，让患者有尊严地走完生命最后阶段。

四、病情告知的技巧

（一）掌握合适的时机和地点

医务社会工作者要掌握适当的时机，通常应当是患者进行主动地询问时，或是在患者有充分准备时，这样沟通时社会工作者比较容易了解患者所处的心理状态；发现患者处于较为安稳的状态下告知，告知后不能立即离开，要留点时间给患者；告知的地点应该考虑到保护患者的隐私，谈话过程不被他人干扰，建议选择隐秘性强、让患者及其家属觉得安全、宽心且可以表达情绪的地方，如讨论室、会谈室等。

（二）设计适宜的告知策略

告知的方式应委婉，并表明积极乐观向上的态度对于战胜疾病有积极的作用。世界卫生组织曾提出告知策略的六点建议：告知病情时应留有余地，让患者有一个逐步接受现实的机会；分多次告知；在告知病情的同时，尽可能给患者以希望；不欺骗患者；告知过程中应让患者有充分发泄情绪的机会；告知病情后，应与患者共同制订未来的生活和治疗计划。

第二节 危机干预

危机干预是医务社会工作者给处于危机中的个人及群体提供有效帮助和支持的一种应对策略,有效的危机干预能够帮助当事人处理迫在眉睫的问题,恢复身心平衡,安全度过危机。

一、危机干预的概念

(一)危机干预的概念

危机(crisis)是指一个人的正常生活受到意外危险事件的破坏而产生的身心混乱的状态,换句话说,危机是指个体运用固有应对应激的方式或机制仍不能处理目前所遇到的外界或内部应激时,所表现出一种偏离常态的反应。

危机干预(crisis intervention)又称危机介入,是对处于困境或遭遇挫折的人予以关怀和帮助的一种方式。危机干预是在短程帮助基础上发展起来的治疗方法,主要以解决问题为目的,强调时间紧迫性和效果,不涉及对当事人的人格矫正。危机干预常通过提供及时而短期的支持和关怀,使干预对象在短时间内恢复失衡的心理状态,重新适应生活,适用于个人或群体性灾难的受害者,重大事件目击者,有伤害自身和他人企图等人群。

(二)危机的发展阶段

危机发生之后,患者的身心会出现一系列的变化以应对现实生活中的危机情境。危机的发展一般可以分为四个阶段。

第一阶段,危机发生。在这一阶段患者面对生活中的意外危险事件而无法控制自己的紧张和不安,无法有效应对意外危险事件,从而导致危机的发生。

第二阶段,应对。危机出现之后,患者就会设法解决面临的困难。

第三阶段,解决危机。在寻求应对危机的方法和途径的过程中,患者就会形成解决危机的方法,或者消极退缩停止问题解决的努力,后者积极面对形成新的有效策略。

第四阶段,恢复期。危机产生之后,患者的身心处于极度的紧张状态,经过调试和治疗就会形成新的身心平衡状态。

二、患者常见的危机类型

(一)疾病或伤害引起的危机

因疾病或伤害引起的危机主要有四类:①当患者获知诊断的结果出乎患者的意外而引发的危机;②病程恶化引发的危机,如糖尿病引发眼底出血、视网膜脱落而导致失明;③有自杀企图或者自杀行为的患者,包括在医院外自杀未死亡被送来医院救治的患者,以及在住院期间有自杀念头或行为的患者;④受虐群体,如受虐儿童、受虐妇女因受到伤害而住院。

(二)住院及治疗过程引起的危机

住院引起的危机。患者从熟悉的家庭环境转变到医院环境,因住院引起的变化和危机包括:①角色危机,如家属角色重新分配、子女的安排等;②心理危机,如适应问题、退化、依赖、低自尊、焦虑与失落等;③环境危机,如加护病房、隔离室、呼吸器等所处环境带来的危机;④经济危机,如医药费、生活费的压力等。

治疗过程引起的危机。患者在治疗过程引起的危机主要包括:手术、输血、化学治疗及放射线治疗的不适;肢体器官的切除;医疗的失败,如器官移植后失败,产妇大出血致死等。

三、危机干预的实施方法

危机干预的实施方法包括明确危机问题、确保当事人安全、提供情感支持、研究可行性方法、制订计划及获取承诺,见图5-2。

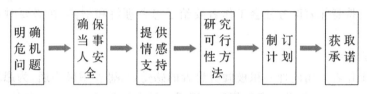

图5-2 危机干预实施方法

(一)明确危机问题

1. 关注危机事件的发展

开展危机干预的第一步是需从当事人的角度理解和明确其所面临的危机是什么,使用有效的提问技术和积极倾听技术,全面收集了解危机事件发生的时间、地点、过程及所涉及的人物,当事人在发生危机后的感受,危机对当事人的人际关系、身体状况及日常生活所造成的影响,同时要了解在危机发生时,个人的精神状况、思想甚至梦境等认知层面的状况,以及家人、朋友等社会支持状况。

2. 评估危机形成的原因

社会工作者要评估危机形成的原因,当事人在行为、情感、人际及认知层面的功能,个人的强项与弱项,个人解决问题的经验和能力,个人曾经作出的尝试及与重要他人接触的意愿,个人及家庭所面临的困难及社会支持状况,从而分析危机的导因,确定当事人不能应对危机事件的主要原因及存在的问题。

(二)确保当事人安全

医务社会工作者尽可能将当事人在身体上或心理上对自己或他人造成危险的可能性降到最低,这是进行危机干预最重要的内容。

1. 评估事件的危险程度

医务社会工作者可以从意念、计划和行动三个层面评估事件的危险程度。①在意念层面,如果当事人表示没有想过进行一些自毁性的行为,或者还没有实质的行动及计划,其危险程度相对较低。②在计划层面,若当事人开始有一些自毁或伤害他人的计划,如购买毒药或刀具,其危险性就大大增加。③在行动层面,当事人曾经尝试作出自毁或伤害他人的行为,其危险性就很高。

2. 确保当事人的安全

医务社会工作者要从当事人人身安全及心理安全的角度,对当事人的自杀或他杀的可能性、危机事件的严重性和紧迫性、当事人面对危机的调节能力及危险性等方面作出评估,对当事人的危险程度有一定的掌握,谨慎处理,尽量确保当事人及他人的人身安全,协助当事人消除危险性计划及相关行动。与此同时,社会工作者要增强与当事人的家属及其他重要他人的合作,鼓励当事人找寻生活动力及将希望带给当事人,必要时告诉当事人会有更好的方案来替代目前表现出的冲动性和自我毁灭行为,并采取适当的措施确保安全,如为有自杀倾向的患者主动提供服务;将遭遇家庭性创伤或暴力的患者转移到安全场所;避免孩子与主要照顾者之间不必要的分离等,降低危险程度。

(三)提供情感支持

提供情感支持意味着医务社会工作者要给予患者理解和陪伴,在必要时帮助其寻求生活中积极资源。

1.强调正式支持

医务社会工作者运用同理心积极倾听患者的感受,与患者积极沟通,为患者疏导危机所带来的紧张感受,必要时教导患者如何表达感受。社会工作者以一种无条件、积极关注的态度,通过言语和非言语的行为,让当事人感到社会工作者是真正关心他、在乎他的人,使当事人相信他的事情就是社会工作者的事情。

2.重视非正式支持

医务社会工作者要关注当事人的家庭成员、朋友和其他重要的人,在需要的时候给予他们一些必要的帮助和相关的健康教育,同时协助亲友留意危机对患者的日常生活、健康状况和认知层面带来的冲击,如是否出现幻想、恐惧及侵犯性思考,保持对患者的情绪表现及自我价值保持高度的敏感度,留意患者在认知上的曲解、误解或非理性信念,寻找时机作出澄清。

(四)研究可行性方法

医务社会工作者要帮助当事人寻找目前可供利用的各种可供选择的方案,寻求有效的环境支持、应对机制和积极的思维方式。

研究可行性方法的具体操作包括以下六个步骤:①了解患者过去就解决问题所作出的尝试,协助患者寻找其他可行的方法;②鼓励患者参与思考,计划解决方案的步骤,以减低其无助感及失落感;③引导患者思考其强项或正面经验,不应再重复危机的发展过程,以免患者在此感到情绪低落;④患者提出一些解决方案之后,需要与患者充分讨论,适时提出其他的方案让其选择;⑤讨论的范围应包括不同方案潜在的阻碍、后果及研究未来具体实行的方向,有助于患者了解过往的方法无效的原因及不同方案可能出现的问题;⑥直接与患者研究下一步的策略,提高患者解决问题的信心及决心。例如,针对有自杀倾向的患者的可行性方法是通过会谈处理情绪并提供支持和帮助;联合医生给予药物,如抗抑郁的药物;发动社会支持系统给予高度的支持;帮助其寻找生活的希望和信心;让患者承诺在有问题或想自杀时与社会工作者联络等。

(五)制订计划

制订计划是医务社会工作者与当事人商量及讨论,帮助当事人制订一个切实可行的应急方案,以促进当事人尽快恢复平衡,顺利度过危机状态。制订工作计划强调以下六点原则:①强调患者的参与,患者的参与能让其感受到有自主权及价值,可以重新掌控自己的生命;②切合患者的功能及需要,社会工作者应按照患者的自我功能、强项、情绪及行为表现,逐步让其可以独立起来,让他们可以重新控制整个问题解决的状况;③以问题为重点,计划的订立主要处理患者现状的问题而非其个人性格的问题或其他引发危机的原因;④结合患者的文化背景与生活方式,社会工作者应先了解患者的宗教文化及生活方式,以协助其制订一个与其价值观相符的计划;⑤患者的重要他人及社会资源的引入,如对于无家可归的患者,可建议联系其亲友,或向政府有关部门寻求帮助以找到临时的居住场所;⑥计划要实际、有时间性及具体,计划具有清晰的时间表、清晰的分工,具体的项目对面临危机的患者来说是一种确定,有助于提升其解决问题、改变不利处境的决心。社会工作者需要就行动的危险性及患者的能力来评估其能否独立行动,并采取相应的辅导模式。

(六)获取承诺

医务社会工作者要促使当事人作出承诺,保证以实际行动实施所制订的具体方案并采取积极行动,从而度过危机时刻,重新恢复正常。

社会工作者在这个阶段需要评估危机介入的成效,包括能够为患者提供支持、危险程度能否降低及其能否联结到不同的社会资源等;社会工作者也需要检视解决方案能否满足患者的实时需要,如果所有事项都妥当,社会工作者在危机介入的角色就完结。例如,针对具有潜在性或习惯性服毒倾向的患者,社会工作者要建档案卡,建立多次服毒者的档案,详细记录每次服毒的诱因、地点、时间、剂量、方式等,通过面对面交谈、热线电话、信函咨询、社会帮助等多种方式的结合,使患者恢复正常,促使当事人承诺按制订的方案采取积极行动,日后出现危机时可寻求社会资源的支持。

四、危机干预的技巧

(一)提供情感支持的技巧

支持性技巧有利于建立相互信任、沟通良好的治疗关系。医务社会工作者注重为患者创造安全的环境,帮助患者有效地表达、认识及准备面对的危机;透过运用接纳、关心及积极性聆听等接触技巧,与患者建立信任的关系;在会谈中运用倾听、共情、关注、接纳、鼓励、解释、引导与保证等干预技巧,使当事人感到被理解、关怀和温暖,减少绝望感,缓解当事人的情绪危机,重新启动患者解决问题的动力;运用平稳而亲切的语调及耐性、接纳和客观的态度,让患者在舒服的感觉下慢慢透露危机事件的实际情况;适当给予患者一些身体接触,以表达支持及谅解,亦能让患者更有勇气地表达痛苦的感受;将平和的气氛带到这个紧张的处境,让患者的情绪可以平静下来,帮助当事人理性面对危机事件,把动力留在改善危机处境。

(二)促进问题解决的技巧

问题解决技巧是指根据当事人的需要及可利用的资源,采用非指导性的、合作性的或指导性的方式,让当事人找到应对危机和挫折的方法,帮助其渡过危机,增强其适应力。具体操作包括以下三个步骤。①迅速了解患者的主要问题,由于患者在危机面前通常表现出迷茫、不安和不知所措,且时间又非常窘迫,社会工作者需要将自己的注意力集中在患者最近的生活状况上,采用开放式的提问方式帮助患者整理自己的想法和感受。②迅速作出危险性判断,危机之后经常伴随患者的一些破坏行为。因此,作为危机介入模式的一项重要任务,社会工作者在了解患者的主要问题过程中需要对患者采取破坏行为的可能性和危险程度进行评估,以便给予及时的介入和治疗。③积极协助患者解决当前问题,一旦患者的情绪稳定之后,社会工作者就需要协助患者分析危机产生的原因,并根据危机发生的原因制订以当前问题为主要目标的介入计划,在患者周围其他人的支持下,协助和检查计划的执行,帮助患者克服危机的影响。

第三节 出院计划

随着人口老龄化的发展、慢性病的增加,医疗问题变得日益突出。医务社会工作者在服务中采用出院计划的技巧以促进整合医疗资源,提高病床运用效率,提升医疗照顾质量。

一、出院计划的概念

(一)出院计划的概念

美国医院协会提出,出院计划是一种集中性、协调性、整合性的过程,通过医疗照顾专业人员、患者及其家属的共同合作,确保患者在出院后能获得持续性照顾。

台湾省出院准备服务专员陈莉苓提出,出院准备服务又称出院计划服务、出院规划,指在患者住院期间考虑患者的后续照顾要求,给予准备及提供家属信息,当患者需要时安排适当的服务,使患者及其家属能及时且安心地离开医院,顺利回家或从医院转到另一照护机构,让患者得到应有的后续照顾,并达到最佳的健康状态与生活品质。

综上所述,出院计划是通过医院内多学科专业人员组成的团队,与患者及其家属共同合作,整合医疗社区照护资源,帮助患者提高自我疾病管理水平、提升家庭对患者的照护能力,促进患者从医院照护环境顺利过渡到家庭照护环境的过程。

(二)出院计划的功能

出院计划主要发挥以下四种功能:①早期出院节省费用,早期出院能够控制医疗成本,节省患者住院费用,减轻家庭的经济负担;②提高病床运用效率,出院计划可以把握时效,协助无需进一步治疗的患者早日出院,缩短住院天数,避免占床情形,保障其他有入院需要的患者能够充分使用医疗资源;③提高医疗照顾品质,出院计划满足患者出院后需要,保障在出院后能够给患者提供持续、优质的照顾服务,避免不必要的再入院与急诊求助,从而提升照护质量,增进患者及其家属的满意度;④回归社区有利康复,出院计划让患者回归自己熟悉的社区环境,获得家人、朋友的陪伴和支持,促进心情的放松和愉悦,有利于疾病的康复。

二、出院计划的适用对象

出院计划适用对象的考量主要依据患者的基本情况,包括疾病诊断、年龄、营养状况、社会与经济情况、健康状况等。医务社会工作者在开展出院计划服务时重点关注高社会风险患者和滞院患者两类。

(一)高社会风险患者

在患者入院初期,医务社会工作者要对患者进行初筛,尽早辨识出高社会风险患者,再决定是否提供出院计划服务及如何提供专业服务。高社会风险患者是指遭遇多重问题,生理、心理及社会功能受到严重损害,需要长期照顾和生活协助但又缺乏社会支持且在取得资源上有困难的患者。

高社会风险患者情况复杂,面临着多种服务需求,由于本身属性、社会情境、压力等问题又影响患者出院后的照顾与生活协助。因此,医务社会工作者关注高社会风险患者的疾病诊断、心理社会问题、环境因素及其三者之间的相互影响,对服务对象的问题进行综合性分析,通过多专业不同层次的协调来协助患者及其家属做好出院后照护规划,提高服务对象个人获得资源及运用资源网络的能力。医务社会工作者的早期筛查与及时处理,有助于缩短患者平均住院天数,把服务对象与复杂的社会服务网络中有益于服务对象的资源联系起来,确保患者获得更高质量的医疗服务及社会心理照顾,达到最佳的服务效果。

(二)滞院患者

滞院患者指入院经过治疗病愈后仍然滞留医院的患者。一般病房超过 30 天或是加护病房超过 21 天可认为是滞院。对医院而言,滞院患者对医院日常工作造成影响,增加医院经济压力,影响医院功能的正常发挥;对其他有需要的患者而言,因为病房床位及医疗资源的有限性,滞院患者会影响有需要人群的救治;对滞院患者自身而言,他们面临出院的不利处境,过度依赖医院医疗资源和医护人员的照护。因此,医务社会工作者需要为滞院患者开展出院计划服务。在跟进滞院患者过程中,医务社会工作者会帮助患者及其家属处理因疾病带来的压力及焦虑,协助患者及其家属以现实态度来面对并适应疾病带来的相关影响,进而拟订和实施出院计划,提高整体医疗的效果。

滞院患者主要包括以下五类:①"三无"人员,即来医院急诊时无家属、亲戚、朋友的陪伴,无家庭地址且当时无经济能力支付医疗费用的患者,如一些流浪者由于突发疾病,公安或民政部门将其送到了医院,治愈或病情稳定后,无法联系到家属,也没有其他机构可以接收,留在医院,一日三餐还有人照顾,因此患者自己也拒绝离开;②家境困难、出院后仍需康复治疗的患者,已拖欠大量医疗费用,患者家属无力支付也不肯接患者回家;③精神病康复者,需要长期精神康复治疗和照护服务,家人不愿意让患者出院;④被家庭遗弃的患者,如弃婴、因交通意外严重残疾被家人遗弃的患者;⑤存在医疗纠纷尚未解决而不愿意出院的患者。

三、出院计划的实施方法

出院计划的具体操作包括初筛高社会风险患者、评估患者需求、发展出院计划、出院后追踪服务及评价服务成效,见图 5-3。

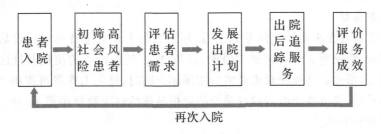

图 5-3 出院计划的实施方法

(一)初筛高社会风险患者

筛选高社会风险患者可参考以下指标：患者的年龄在 65 岁以上；患者疾病诊断为慢性病、末期疾病、智能不足或多重疾病，病情较为严重复杂；患者反复住院或转院；患者入院时出现意识不清、模糊、无自我照顾能力、残障、自杀倾向、情绪躁动、行为过激等身心状况；患者的经济负担较大，如经济来源有限、无医保身份；患者的社会支持不足，生活范围较为局限，缺少亲友协助；患者的居住状况是独居或存在安置问题；患者出院后仍有医疗设备照顾的需要、居住外地常回医院门诊治疗；患者面临着社会生活困境，如意外伤害、因疾病造成失业、被虐或疏于照顾等。另外，筛选高社会风险患者还可以借助相关的量表，如长期照护信息系统(long-term care information system)；BRASS 危险筛选量表(blaylock risk assessment screen)；再入院可能性量表(the probability of readmission)；入院危险量表(the hospital admission risk profile)；CAAST 量表(continence, age, ambulation, social background and thought)；出院计划问卷(the discharge planning questionnaire)等。

(二)评估患者需求

医务社会工作者在初筛摸底后确定出院计划的服务对象，需要进一步评估患者的需求，以为其拟订并实施出院计划。社会工作者要充分了解患者四个层面的需求：①患者内在系统的评估，了解患者在生理、心理、社会与情绪方面的状态，过去处理问题的能力，患者对于疾病的反应，在人际关系上处理的状况及运用各种资源的情况等；②患者家庭系统的评估，包括家庭结构分析，家人之间的关系与支持程度，家庭可运用的经济、人力、环境等资源，家庭中的决策者，家庭对疾病的反应，家庭成员与患者的关系等；③患者照护需求的评估，透过医疗团队的合作了解患者的病情及后续照护的需求，评估影响出院后照护的社会心理因素，针对需求拟订出院计划；④患者可用资源的评估，患者内在系统及家庭系统中患者立即可用的资源，此外社会福利系统、医疗照护系统、社区系统中都存在一些可用资源，社会工作者需根据患者的需求去对接各种系统的资源，为患者建构资源网络。

(三)发展出院计划

医务社会工作者在初筛和评估获得资料的基础上，综合考虑患者的经济、医疗保障状况、后续资源的可及性，与患者及其家属共同协商制订适合患者的出院计划，为出院返家或转介到其他机构做好短期或长期规划，确定照顾者是否需要培训或其他支持，结合患者的病情变化作出相应调整。

1. 开展照护指导

医务社会工作者在全面评估的基础上，运用适当的方式对患者开展出院后自我照顾知识与技巧的培训，给家庭关于居家照护措施、技巧、医疗辅助设备的使用及社区相关资源等方面完善的教育，帮助家庭胜任对患者的后续照顾。同时，社会工作者可提供书面资料以弥补口头介绍的不足，发放能让患者随身携带的通俗易懂的健康教育小册子，使患者随时能参照手册进行学习和锻炼。

2. 提供转介服务

出院计划的最终行动是促进患者从一个环境顺利转到另一个环境，在转介过程中医务社会工作者应与社区照护机构建立强有力的连接。转介服务要通过正式的程序，除了电话联络外，尽量以书面形式为主，建立书面的沟通和回复系统。当患者需要转介到其他照护机构或社区时,社会工作者除了负责评估及制订出院计划,还要在患者出院前把患者的一般资料及出院时的健康状况、心理社会需求及拟订的出院计划转交给相关机构。患者的持续性照护需求能否被识别,并经适当的信息沟通渠道及时转达到相关机构,是转介成功的关键。

3.进行滞院处理

滞院处理即指超期住院个案处理。滞院处理的常用方案是社会工作者向患者了解不出院的原因并加以沟通、劝导,邀请医生与患者详细沟通病情情况,与没有家人或其他照顾者的患者协商并转介给慢性病医院或其他相关机构,为经济困难的患者申请相关补助,对无理由不出院且沟通无理的患者予以强制出院,针对滞院患者转介或出院后与相关机构进行跟进,通过医疗团队的共同努力,最终协助滞院个案早日顺利出院。

(四)出院后追踪服务

在患者出院后,医务社会工作者要联系转介机构或社区工作人员跟踪患者的出院计划,由转介机构或社区工作人员全面负责实施出院计划,进行动态评估与监测。同时社会工作者利用社区卫生资源,与社区医生、社区工作人员密切合作,保证出院计划有效实施,通过继续追踪了解患者病情,对出院后症状控制、饮食、运动及服药的情形与困难提供咨询服务,根据患者的情况提供访视服务,在患者病情变化或出现疑难问题时,及时与医疗团队联系,组织专科会诊或转介到医院就诊。

(五)评价服务成效

出院计划的评价主要从客观评价与主观评价两方面进行:客观评价包括住院天数、再入院率、再入院费用及出院后健康照护服务有关的费用方面;主观评价包括满意度评价及患者及其家属的意见和反馈等。评价是为了检查出院计划实施的适宜性和有效性,了解患者自我照顾的效果及对服务的满意度,并对个别追踪结果进行分析。若反馈信息提示出院计划有效,运行顺利,则可促进合作;若出院计划没有达到预期效果,患者短期内急诊再入院或有诸多抱怨,则需讨论分析并查明原因,了解问题所在,有利于改变医疗和社会的转介环境,完善出院计划,避免再出现类似情况。

四、出院计划的技巧

(一)开展多学科团队协作

出院计划是多学科综合团队提供服务的过程,实施人员包括医院内、外的基本团队、资源团队和社区团队。基本团队由患者、医生、护士和社会工作者等成员综合组成,其职责为评估患者的照护需求、制订并实施相应的照护计划;资源团队常由一组在医院工作的、经过专门培训的、具有专业特长的高级专业人员组成,能够为基本团队和社区团队成员提供患者健康护理方面的专业咨询和建议,并检查督促出院计划的正确实施;社区团队成员来自社区的各有关组织机构,主要功能是协助出院计划在社区的顺利实施。社会工作者在综合团队中扮演着关键的角色,其职责是保证患者能够得到连续照护、确定预期效果、制订相应照护计划并提供转诊服务等。

(二)提高患者及家庭的照护能力

综合团队通过指导患者及家庭习得必要的技能来确保出院计划的延续性,对患者及家庭的健康教育主要包括以下四个方面:①教会患者药物自我管理,通过健康教育使患者理解药物自我管理的重要性,并掌握相应的知识和技能,强调服药的时间、原因、方法、药名;②指导患者运用个人健康状况记录单来记录自身健康信息,以促进延续照护期间的医护患交流,使患者接受不同医疗机构照护时确保信息的一致性;③患者出院后转介到社区初级卫生保健机构,由社区保健医生和专业人员参与出院后的家访或电话随访;④早期识别和有效应对病情恶化的危险因素,出院健康教育的重点内容是健康状况恶化的迹象及其应对方法,采用"红旗"标志患者需要注意的症状和体征,以及这些症状和体征出现时如何应对。

课后思考

1. 医务社会工作者开展病情告知服务时可能面临哪些伦理困境?

2. 一名正在热恋中的青年被确诊癌症,医务社会工作者该如何协助医生对其进行病情告知?

3. 针对一名服毒自杀被挽救回来的患者,医务社会工作者该如何对其开展危机干预?

4. 医务社会工作者可以寻求哪些社会资源来帮助"三无"患者?

5. 针对老年患者,医务社会工作者该如何开展出院计划为其提供延续性的服务?

案例讨论

1. 一名患者因工伤住院,医生告知患者出院后仍需康复治疗,且痊愈后不能再从事重体力活,医务社会工作者该如何制订出院计划并提供延续服务?

2. 一名肺癌患者在选择治疗方案时存在两难,社会工作者评估服务对象两难的原因是医生用难懂的专业词汇告知治疗方案,过于强调治疗方案的确定而忽视了案主其他需求和顾虑,你认为医务社会工作者如何为其提供告知服务?在告知过程中要注意哪些事项?

参考文献

[1] 孟馥,王彤.医务社会工作与医院志愿者服务实用指南[M].上海:文汇出版社,2011.

[2] 秦燕.医务社会工作[M].台湾:巨流图书公司,2011.

[3] 姚树桥,杨彦春.医学心理学[M].北京:人民卫生出版社,2013.

[4] 李菁.我国癌症患者知情同意的现状与实施方式研究[J].经济与社会发展,2012,(11):69-71.

[5] 黎吉娜,晋溶辰.癌症患者病情告知策略选择及影响因素的研究现状[J].当代护士,2011,(11):6-7.

[6] 沈春琼,蒙玲连,何裕民.癌症患者的病情告知探析[J].中华中医药学刊,2013,31(10):2146-2147.

[7] 刘凌.英美两国出院计划发展及其启示[J].健康研究,2011,31(6):454-459.

[8] 于甫.多次服毒患者的危机干预[J].中国行为医学科学,1998,7(4):287.

[9] 李建明,晏丽娟.国外心理危机干预研究[J].中国健康心理学杂志,2011,19(2):244-246.

[10] 王璐,赵静,徐艳斐.心理危机干预的研究综述[J].吉林省教育学院学报,2011,27(9):

139 - 141.

[11] Jewell S. E.. Discovery of the discharge process: a study of patient discharge from a care unit for elderly people[J]. Journal of Advanced Nursing,1993,18(8):1288 - 1296.

[12] Forster A. J. ,Clark H. D. ,Menard A. ,et al. Adverse events among medical patients after discharge from hospital[J]. Canadian Medical Association Journal,2004,170(3): 345 - 349.

第6章 医院社会工作主要内容

YIYUANSHEHUIGONGZUOZHUYAONEIRONG

本章重点针对医院社会工作的主要工作内容,从外科、内科、妇产科与儿科及急诊科等几大科室入手,从身心问题出发,探讨了不同科室的主要工作策略及常见病种的干预策略,培养社会工作者在医务工作领域的医、心、社三者共融的评估及干预视角。

第一节　外科社会工作

手术是外科主要治疗手法,患者及其家属常面对手术焦虑等问题,由此产生的不良情绪会影响手术的开展与康复。同时外科中的患者经常出现非预期性的伤害,社会工作者要重视患者情绪,特别是在患者进行移植和整形手术时存在着较为复杂的身、心、社问题,需要得到社会工作者的关注。

一、外科常见身心问题

(一)主要生理问题

与其他临床学科比较,外科在医学领域中有其特殊性,一般是以手术治疗疾病为特征。外科疾病分为损伤、感染、畸形、肿瘤及其他五大类。损伤是由暴力和其他致伤因子引起的人体组织破坏,如各种创伤、骨折、烧伤等;感染是由致病的微生物和寄生虫侵袭人体致病,如阑尾炎、尿路感染、脓肿等;畸形是人体结构的形态异常,包括先天畸形,后天畸形;肿瘤是人体正常细胞在致病因素作用下异常增生长出的肿物,有良恶性之分;其他疾病如肠梗阻、尿路梗阻、尿路结石、胆结石、甲状腺功能亢进、下肢静脉曲张等。

这些疾病往往需要以手术作为主要治疗手段,因此将是否需要手术治疗是区别内科与外科的主要标志。目前国内大多数医院在科室设置上并未明显区分大外科与大内科,但在医院病区分布上,依旧将手术科室与非手术科室作为区别外科病区与内科病区的标准。

随着医学的发展,外科分类也更加精细化,医院外科的专科设置基本上与内科类同,分成基本外科、骨科、心外科、胸外科、泌尿外科、神经外科、血管外科、整形美容外科、乳腺外科、肝脏外科、妇产科、眼科、耳鼻喉科、口腔科、麻醉科等。

(二)主要心理问题

外科治疗多采取手术的治疗方法,手术治疗有其特殊性,如需要麻醉,存在一定的手术风险等,这就决定了外科患者的心理问题不同于一般内科患者,而是有其独特的内容。

手术和麻醉对每个患者来说都会产生不同程度的心理反应。大部分患者对手术日期和医生的确定表现出热切的期盼,一些患者将是否可以手术视为自己疾病是可以治疗的标准,当医生确定手术后心理会产生极大的安定。几乎所有的患者都期望通过手术彻底解除自己的病痛,恢复健康;但也有部分患者面对手术,特别是会造成损伤的手术,通常是无奈、被动地接受手术。患者术前也存在不同程度的焦虑不安甚至恐惧害怕,尤其是对于较大手术的全身麻醉涉及重要脏器或影响外观和生理功能的手术,更是如此。

术后由于疼痛、功能活动的受限、进食和排泄的不便,以及鼻饲管、氧气管、静脉输液、肛管排气等医疗措施干预,会给患者造成新的适应困难,从而也带来较大的心理压力,如果处理不当,会影响患者术后的康复,重者还会继发其他心理疾病,如术后神经症等。术后发生的躯体形态损伤或功能障碍,以及出现的并发症或后遗症,会加重患者的心理负担。

对突发的急性伤害,如工伤等意外事故,受伤者毫无预期,无任何心理准备,极大地冲击着患者固有的心理平衡,使其在心理、生理和社会各方面的处境发生意想不到的变化。他们当中部分患者以往身体健康,甚至未曾有过患病的体验,这种意外的心理感受甚至比躯体意外的伤害还要严重。创伤后的情绪休克期,虽说是一种正常的心理防御,但过后可能会发生各种形式的其他心理反应,如对当前困难处境的焦虑反应、损失感和沮丧失望等抑郁反应。

造成损形或毁容的手术,如眼球摘除、颜面损伤手术、乳腺癌全乳切除、腹壁肛门造瘘术等,由于损害了患者健康的社会形象,会给患者造成极大的精神压力。生殖器官的手术,如卵巢或睾丸的摘除、子宫切除术、绝育术等易出现性心理方面的障碍。暴露于外的伤残,如外伤截肢造成的肢体残缺,某些脊髓或脊柱损伤造成的截瘫,以及由于手术或广泛烧伤形成的面部瘢痕等,虽手术后躯体情况已经恢复,但心理和社会适应方面的问题却残留较久,可以表现为持久的抑郁样反应,严重的心理失落感,感到丧失了工作能力、社交能力和生活自理的能力,影响了家庭和个人的前途等,或是出现情绪沮丧、失望、悲观,甚至产生轻生念头。

二、手术焦虑干预

手术常常被看做是人生中的重大挫折与不幸,是困扰许多外科患者的主要应激源。手术前心理反应的强弱会干扰患者术中与术后的身心适应,影响患者术后机体的康复。手术焦虑干预是社会工作者在外科工作中的主要任务,适用于手术焦虑,穿刺焦虑,儿童注射焦虑等。

手术焦虑是对手术物理损伤和心理因素构成的手术压力的反应,是患者与医院、周围环境相互作用,对手术的前景、手术计划、手术过程、手术结果、物理环境等进行评估后,产生的紧张、焦急、忧虑、担心和恐惧等复杂情绪反应,并且贯穿围术期始终。

术前焦虑的心理不良反应主要有四种:一是恐惧紧张,患者害怕疼痛、死亡、致残和经济负担过重;二是忧虑、孤独,患者离开亲属陪伴,对周围环境陌生,自身疾病预后不详而感到无助;三是失望、忧虑,患者面对创伤性手术时丧失生活信心或被动接受手术常常出现;四是行为退化,在陌生环境及手术压力下,患者社会角色行为退化,患者角色强化,自我意识域增宽,过分依赖医护人员,兴趣域缩小。

不同程度的焦虑对手术效果有不同影响。轻度焦虑者,手术效果较好,因为轻度焦虑恰恰反映了患者的正常心理适应功能,说明患者对面临的手术有充分的心理准备;但过度焦虑会导致体内儿茶酚胺及肾上腺皮质激素分泌增加,尤以糖皮质激素增加最为明显,可直接影响伤口愈合,影响手术效果。同时焦虑也引发其他不良生理反应,如心慌、血压升高、呼吸困难、呼吸加深加快、烦躁不安、神经过敏、出汗、皮肤湿冷、四肢发抖等。但完全没有焦虑也不利于手术后康复,因为它会使人产生依赖性,对手术后可能发生的后果不做任何思考,一旦发生意外,则不能在心理上适应,癌症患者更是如此。所以,社会工作者应协助患者减轻过度焦虑所产生的负性情绪,促进其手术准备及术后康复。

(一)手术焦虑表现

因对疾病相关知识缺乏或医生解释过于专业,在患者对自己的病情、手术及麻醉方式、术后预后及应该注意哪些事项等方面的知识不知情时,患者会有一种不确定感,从而恐惧手术而产生焦虑、紧张情绪。这一情绪随手术日期临近而逐渐增强。

患者进入手术室到麻醉开始前大都曾经感受到恐惧和焦虑。这些恐惧对很多患者而言是莫名的,手术室的灯光,手术器械碰撞的声音都会引起患者的恐惧。术中担心疾病的性质和手术所致的疼痛也是导致患者恐惧和焦虑的重要原因。这一情况在局部麻醉患者身上尤为明显,特别是在倾听医生在手术中对手术过程及手术探查结果进行描述时,恐惧会更加严重。

当患者上了手术台,除了恐惧、焦虑,还体验着自主感的丧失,患者不只对环境刺激极度敏感,还被孤立无援及凄凉的感情所包围。手术医疗时,患者身体完全处于被动状态,但大脑却仍在进行有意识的思维,思想对身体的不可控,使患者感到无助。医生与护士专注于手术,无人照顾患者情绪,使患者无助感加强。

(二)产生原因

患者对疾病及手术认知程度是影响手术焦虑的主要因素。这与年龄、性格、社会经历等因素有关。比如一些年龄较轻、性格孤僻的青年患者,由于社会经历、心理素质等因素,使他们不能面对现实,对突如其来的病症产生严重的不良反应,从而高度紧张和恐惧,使焦虑加重,不能积极配合治疗,甚至出现拒食、自杀等不良行为,严重影响手术的进行和术后的康复。

经济和生活上的困扰也是造成患者术前焦虑的重要原因。尤其对于贫困重症患者,高额的手术费用和重症监护费用而常产生焦虑。

然后是患者对医院环境的适应。医护人员的态度会影响患者的安全感和信任感,当患者不能从医护人员处体验到关注,会使患者的焦虑感增高,从而影响术后的康复和积极配合治疗的程度。安静、整洁的住院环境可减轻患者的术前焦虑。病房杂乱无章、陪护人高声喧哗,无严格作息时间,也会使患者产生烦躁、不安,加重焦虑。

患者以往不成功的手术史引起的不愉快心理体会会加重患者焦虑与恐惧。如果患者曾有过心理创伤和情绪障碍,在手术时极易产生强烈而持久的焦虑。对于突发事故中的手术患者,由于短时间内多重压力叠加,也会加重焦虑。这些患者应得到社会工作者的重点关注。

(三)手术焦虑评估

手术焦虑的评估主要采用交谈观察法,即在收集患者一般资料的同时,重点观察患者的面部表情、仪态、姿势、目光、语言等心理现象,从心理、情绪、认知三方面进行评估。

1.心理状况方面

社会工作者术前通过与患者及其亲属交谈,了解患者的紧张、恐惧。患者典型的焦虑表现为忧心忡忡、愁容满面、无法安静,常有无意义的小动作,如不停的踱步、咬手指、吸烟等,有时难以入睡,常常噩梦或夜惊,甚至出现自主神经系统功能紊乱征象,如血压升高、心跳加快、皮肤苍白、多汗、口干、呼吸变深且快、骨骼肌紧张、手颤抖、心神不定和注意力不集中,有的还出现尿频、腹泻等症状。

2.情绪方面

术前患者常情绪不稳,易因小事或稍不满意而激动、发怒、悲伤、哭泣,甚至对很平常的事也可唠叨半天或勃然大怒。有的患者常常会为一些小事发火,也为自己不能自理或自己而恼怒,有时自己都不知道因为什么事情而发火,这些怒气常常会转移发泄向亲属、朋友,甚至医生、护士等。

3.认知方面

由于术前外界各种刺激减少,住院环境较为宁静,患者对躯体的感受性提高,尤其是对自己的呼吸、血压、心跳、胃肠蠕动、体位姿势等感觉异常敏感,总觉得什么姿势都不舒服。主观感觉的异常也影响了患者的时间感、空间感,造成知觉的异常。

(四)手术焦虑辅导方式

1.手术信息告知

手术患者分为信息探索者和信息逃避者两种。对信息探索者来说,通常是"信息越多越好";而信息逃避者则不愿意接收过多细节信息,只要求了解手术一般信息。社会工作者在辅导时应加以区别。有些研究表明,患者通常在面对有关他们的手术信息时只记得非常少的信息,对于手术的感觉信息,不管信息是书写的还是口头的,都比过程信息记忆更易接收。过程信息注重对知识的介绍,如手术原理、步骤等,而感觉信息注重对医疗中主观感受的描述,如"医生等会儿会给你打麻醉针,和普通打针一样,就痛一下。你的意识是清醒,可以和医生说话。因为麻醉,不会有痛觉,但会感到一点医生对你的手术操作和碰触"。社会工作者应着重于主观信息的告知,以缓解手术焦虑。

2.认知重组

认知理论认为,人们感觉受困扰不是因为事情本身,而是他们所持有的想法,一个人关于情况的想法和认知导致了特殊的情绪反应,想法被认为是易受改变影响的行为。把认知改变得更加积极或适于应对,能够影响手术患者的应对能力而且增强疗效。

在认知重组中,社会工作者可以协助患者使用积极的表述方式,避免消极的表达方式,如引导患者将"我去医院不能紧张"可以改变为"我去医院会感到舒适平静";保持对当前感觉的应对思考,引导患者将"如果手术已经结束了我会很高兴"调整为"我对当前的处理感到很高兴";用第一人称"我"进行应对思考,使自己的应对思考变得可信。应对思考应建立在现实基础上,如果患者不断践行积极的自我谈话,这种应对思考会变得越来越可信。

3.放松训练

放松状态是一种特殊的生理状态,是相对于压力下的身体状态。社会工作者可用腹式呼吸练习和渐进性肌肉放松对手术患者进行放松训练。呼吸方式影响着躯体和心理的状态,压力情境下产生的胸式呼吸会导致生理和心理失衡,或引起心理与躯体整个系统的失衡,这种影响通过人的生理、心理、情绪(焦虑或抑郁)和精神反映出来。在择期手术前通常没有太多时间进行心理干预,腹式呼吸训练是手术患者最方便简单的放松方式。

4.培养积极交流模式

手术患者交流模式的四种类型:不自信或者顺从;攻击性的交流;消极攻击的行为;肯定

的交流。社会工作者对前三种交流类型都应该以心理干预的方式介入，培养患者的自信心，建立积极的交流方式，从而缓解手术焦虑，增强手术效果。

5. 改善心理社会环境

手术焦虑的心理干预应包括家庭，避免患者独自承担。对患者进行的心理干预也可以应用于家庭成员。这些干预包括信息的收集，对问题的认知程度，与医疗系统的互动情况。对家庭成员来说，对手术康复的过程产生合适的、现实的预期是重要的。如果他们期望过高或过低，患者将不可能做得很好。

三、常见病种介入指引

（一）截肢

1. 主要身心问题

意外伤害造成截肢的患者由于疾病的不可预见性，面对截肢的医疗处置在心理上经历巨大的冲击，也需要经历一个较长时间的适应。截肢手术的受术者主要存在以下心理反应。

当医生告知患者及其家属要行截肢术，告知截肢后的 1～3 天患者及其家属大多不愿意接受现实，抱有一线可以挽留的希望，阻抗立刻接受截肢手术，他们央求医生采取另外的手术方案，保住肢体。面对截肢的结果，患者及其家属都易表现出恐慌，困扰于截肢会给以后的生活带来怎样的影响，担心以后是否能站立，生活能不能自理，以及截肢后家庭的经济收入和生活情况。

接受了截肢手术后一周后至一个月内。此期的患者更多的是关注自己可能恢复的情况，何时可以接受康复锻炼。对于已经在进行康复锻炼的患者则想尽快地恢复，可能有操之过急的心态；对于有严重的并发症如截瘫或者因为受伤的部位，手术部位的特殊性，暂时还不能进行康复锻炼的患者，在看到别的截肢患者已经在进行康复锻炼或者有些患者的康复效果还不错的时候难免有些着急，他们会经常询问医务人员"我什么时候可以行康复锻炼"。此期的患者还关心假肢安装的相关问题。

手术后 3 个月进入康复期，绝大多数的患者均已接受康复治疗，此时他们更多关心的是自己能康复到什么程度，什么时候能佩戴假肢，佩戴假肢后生活能否自理，日后假肢的更换等问题。手术半年后的患者大多已经穿戴过假肢或临时假肢，他们更关心的是以后假肢的更换，残肢生长后的再手术，假肢体的维护等一系列的问题。

2. 社会工作者干预

虽然截肢的原因、长度、部位不同，但都会给患者留下永久的缺陷，并且会造成严重持久的心理创伤，其潜在的不良心态可能会影响患者的一生，因此一旦决定截肢后社会工作者要立即开始干预，而不是等到术后进行。

（1）社会工作者对因意外伤害而面临截肢的患者应进行紧急介入。意外伤害的患者对截肢毫无准备，在抢救治疗同时，有必要有选择的向患者告知病情，介绍治疗的必要性及良好的预后效果，使患者心态转变，对截肢有充分的思想准备和认识，并帮助患者树立康复的信心。向患者家属告知病情，并说明截肢治疗的必要和目的，介绍手术和日后假肢安装与功能重建，并指出不采取截肢的严重后果，取得家属的理解信任和支持，配合医护人员帮助患者建立生活的信心，纠正不良心态。

（2）对已接受手术患者，社会工作者可介绍相同病例的康复效果，并讨论术后假肢选择装配训练等康复计划，克服自卑心理，鼓励患者树立回归社会和生活的信心和勇气，同时联系残联，对患者进行后续跟进。对于因意外伤害而需索赔的患者，社会工作者应协助患者收集相关医学证据，保护患者应有权利。

（二）移植

1. 主要身心问题

对于移植患者接纳新器官的过程也是一个心理整合的过程，是机体将移植入体内的器官接纳、同化成为身体一部分的过程，也称为"内化过程、一体化过程、同化过程"。

第一阶段为异体阶段。以肾移植患者为例。在移植初期，移植患者通常将新移植入体内的肾脏视为"异物、外来物"，这一阶段持续的时间长短不一，短则数天，长则数年，多数患者则是在数月内完成。在某些情况下，患者的异物感源于"愧疚"和"自责"，他们希望自己的生命能够延续，然而，生命对于每个人都同样宝贵，当自己的生命需要他人的生命来维持时，他们的愧疚感和自责感影响了对新器官的认同。

第二阶段为部分一体化阶段。患者对新器官有所适应，忧虑和担心逐渐减少，感觉"既是异物，又是自我的一部分"。异物感的程度较前有所下降，对移植肾脏的"敬畏"之心也在减小，不再像以前那么强烈地关注新器官，所耗费的心理动力较前减少。在这个异物与自我相互斗争、此消彼长的阶段，患者感觉很矛盾，这一心理冲突可显著影响情绪。并发症、肾功能指标等因素可对这一过程产生影响，改变患者对新器官的看法，在"异物"和"自我一部分"的观点中摇摆。

第三阶段为完全一体化阶段。患者对新器官完全接纳，将肾脏整合成为体像和自我的一部分。除非有意提及，或是特别的医疗程序，例如，定期的随诊、复查等，患者一般不会意识到这是"他人的"器官，即新器官不再有意的被患者所感知。部分患者可跳过异体阶段和部分一体化阶段，直接进入完全一体化阶段。

2. 社会工作者干预

患者移植后可能面临主动寻求接纳新器官，以顺利完成心理整合的任务。然而，当受到如排异反应、精神压力各种因素干扰时，寻求认同的动力与排斥的动力相互影响、抵消，两种心理动力此消彼长的情况，造成了心理整合的不同阶段。影响心理整合的排斥动力主要来自于移植者的心理障碍，社会工作者应对移植的主要心理障碍进行干预，协助患者顺利进入一体化阶段。

（1）协助患者克服恐惧心理。移植者的恐惧主要来自对自身脏器的丧失和对供者脏器的排斥。社会工作者应于移植前，引导移植者对自己器官进行内在的抚慰及告别，同时引导移植者表达自己对供体器官的感受，特别是对不良感受的宣泄及引导。在手术前对新器官建立移植的认同，为手术后心理整合做好准备。

（2）协助患者消除负罪心理。负罪之情较为常见，亲属活体移植的患者可能更为明显，他们常担心供者能否耐受手术、术后能否健康存活，如果供者术后的健康状况有所下降，他们的悔恨之情尤为突出。当供者的健康状况有所变化时，患者会不由自主的归因于自身，认为这是捐献器官所致的不良后果；在某种程度上，患者对供者的担心甚至超过了对自身的关注。在一些患者看来，他们生命的延续，是以牺牲他人生命为代价所换来的，有些"损人利己"的意味。面对负罪心理,在许可的情况下,鼓励移植与供者进行直接的交流,以表达不良情绪。社会工作者还可采用社会心理模式,通过"探索—描述—宣泄",运用"空椅子"等方法协助移植者表达愧疚情绪,调整自我。

(三)整形美容

1.主要身心问题

美容整形将患者分为以下三类:先天性缺陷患者、后天性畸形患者和追求完美要求整形患者。整形美容患者的缺陷和畸形大部分都在体表,容易被患者本人及他人察觉,因而在社会生活中易产生各种情绪反应。

(1)先天性缺陷患者。在儿童时期,由于用药不当或遗传等因素有些患者具有先天性的外貌缺陷,如多指,唇腭裂等。此类患者心理上比其他人更为敏感,患者格外注重外貌的差异,加上周围孩子们年少无知进行嘲笑、讥讽,使此类患者极易产生强烈的自卑感,形成内向孤僻的性格,与周围世界脱节,自我封闭严重,更有甚者出现自闭症、孤独症及人格障碍等。因为其相貌、性格的问题在交友、工作方面也不太顺利,先天性缺陷患者一般长期生活在自卑与压抑之中。先天性缺陷患者对于运用手术方法改变自己的外貌具有强烈的渴求,很多患者因为所抱希望太大,但整形之后效果没有完全达到预期要求而使医患之间产生不必要的纠纷。

(2)后天性畸形患者。后天性畸形患者很多情况是由于意外伤害造成的,如烧伤、烫伤、砍伤等情况,也有一部分是因肿瘤的生长而致的后天性畸形。这些患者一直拥有正常的容貌,特别是前者因为意外事件而突然致伤,这种瞬间性的意外会使患者产生极大的心理负担,对意外形成的畸形怀有恐惧心理,对自己产生厌弃,情绪不稳定,暴躁易怒,常常迁怒他人。

(3)追求完美要求整形患者。与求医者不同,美容整形的求美者在心理需求上希望通过医疗服务能达到自身外表更加美丽,取悦自己、他人或社会的心理需求,是较高层次的心理需求。求美者对疗效的评价是基于自身或他人的审美标准,而审美标准是主观的、模糊的。因此求美者在术前与术后很容易与医生产生意见分歧。美容手术成功与否的标准主要来自受术者,求美者心理因素不稳定,术后容易受朋友、亲戚、外界社会的评价干扰。在不同时期,受不同时尚潮流等因素的影响,审美观变化,从而对原有的手术效果不满意。在心理方面,部分患者是为了自我满足和得到他人的欣赏和认可,在心理上往往表现为固执,以自我为中心,且有不同程度的性生活和社交障碍。也有部分患者存在体像问题,即自我审美能力较偏,求美期望较高,有自我体像丑陋的先占观念,过分夸大自己的缺点。部分患者存在体像障碍,即对自己的外形不满、不舒服、难堪,并且迫切地、无止境地采取措施改变,形成强迫症。

2.社会工作者干预

首先,对高心理社会风险患者筛查。高心理社会风险患者通常指曾多次行美容整形手术,并对以往手术医生持完全否定态度;对美容无具体要求;有明显的不稳定人格特点或期望值太高;在咨询时或术前有情感刺激;家庭成员反对手术;在他人催促、诱导下的被动手术,这类患者需要社会工作者特别的关注。

其次,开展术前心理测量。通过心理测量的方法来了解美容整形受术者心理素质与人格倾向,可以显著地减少因患者心理障碍而造成临床疗效不利的影响。例如,使用艾森克个性问卷测定美容整形受术者心理状况和人格倾向,或明尼苏达多相个性调查表对受术者心理状态进行直接评估,也可采用焦虑自评量表、抑郁自评量表和体像障碍自评量表。

再次,进行个案干预。在术前谈话中,可运用多种心理治疗方法。心理分析治疗临床上主要应用"解释"的技巧进行心理分析治疗,目的是让患者正视他/她所回避的东西或尚未意识到的东西,并改善心理行为方式,使其人格成熟。行为治疗应用放松训练技术和决断训练技术,应付紧张、焦虑等情绪,鼓励患者正确面向社会、参与集体活动和他人交往,主动地表达自己的情绪、情感,克服强迫观念,转移注意力。合理情绪治疗即是要以理性治疗非理性,最大限度地减少信念给他们的情绪带来的不良影响,帮助其减少或消除情绪障碍。森田疗法则是顺应自然,为所当为,解除精神交互作用,消除思想矛盾。

第二节 内科社会工作

内科疾病涉及广泛,慢性病是内科的主要疾病类型。慢性病是身心社交互影响下产生的,在慢性病日益严重的情况下,社会工作者应积极面对,运用自我管理小组协助患者康复、预防复发。特别对白血病、癫痫、尿毒症等长期疾病予以重视。

一、内科常见身心问题

(一)主要生理问题

内科涉及面广,包括呼吸、循环、消化、泌尿、内分泌、造血系统,以及代谢、风湿等常见疾病。慢性病是内科中常见的类型,慢性病是指病程较长,且一般来说进展较慢的一类疾病。其所包含的疾病主要有心脑血管疾病、肿瘤、慢性呼吸系统疾病、糖尿病、精神卫生问题、运动系统疾病、感觉器官疾病、口腔疾病和遗传疾患等。慢性病涉及生物、社会、心理、生态多方面。发病慢,病程迁延时间长,具有终身性,难以根治。疾病的转归过程常是发病,治疗缓解,复发,再治疗,再缓解,再复发,直至死亡。

目前内科疾病的防治不仅针对病因十分明确的,如感染、营养缺乏所致疾病,而且针对社会和环境因素、生活方式引起的疾病;内科疾病治疗的目标已不仅是治愈某一个疾病,而且要促进康复、减少残疾、提高生活质量;对许多慢性内科疾病不再固守传统的针对躯体某器官系统的药物治疗,同时重视心理、生活方式、社会因素等长期的防治措施。这些非医疗类目标是医务社会工作者介入的主要任务。

(二)心理及社会视角下的内科疾病病因

1.心理与内科疾病产生

早在 20 世纪 50 年代,两位美国的心脏病学家寻找冠心病的原因,致力于研究性格对冠心病的影响,结果表明:性格可以影响心血管系统的功能,A 型人格的人更容易得冠心病和高血压。之后研究者相继提出了 B 型人格。A 型人格体现出过强的时间意识和过强的竞争意识。A 型人由于一系列的紧张积累,极易导致心血管病,甚至发生心肌梗死而猝死。B 型人格忍声吞气,过度压抑自己的情绪,负性情绪体验过多,是大多数癌症患者的一种普遍人格特征。心理学研究认为,"经常想到有许多事情要做,却没有时间去做",这种左右为难的复杂心态,会使人紧张、忧虑的心力交瘁,高血压、心脏病、溃疡病便会随之发生。

2.社会环境与内科疾病产生

20世纪后期,由于人类文明的高度进步和科学技术的巨大发展,人类的社会环境、生活习惯和行为方式也随之发生变化。与此同时,人类的疾病谱也相应发生变化。癌症、心脏病、心脑血管疾病、呼吸系统、内分泌和代谢疾病等慢性疾病成为主要疾病性死亡原因。

在个体层面上,年龄和遗传是不可改变的影响因素,慢性病还有共有的社会危险因素,主要有以下几个方面。一是经济发展,人民生活水平提高,生活方式发生变化,饮食结构中动物性食物增加;工作和出行方式改变,静坐时间长,坐车机会多,锻炼时间少,造成超重和肥胖人数增多。二是不良的生活习惯,特别是烟酒消费量大。三是工作节奏加快,精神压力大。四是环境质量,直接或间接影响到慢性病的发生。五是我国老龄化进展加快,产生叠加效应,增加慢性患者人数。

(三)内科患者主要心理问题

多数内科患病特别是长期患病患者,普遍存在预感性悲哀。预感性悲哀指个体感知到将会出现某些方面损失或失落而发生的一些理智和情感方面的反应。有些患者因此对未来生活产生忧虑和失望,特别是看到周围的重患者或患者死亡,会产生恐怖心理。多数患者由于缺乏对疾病的正确认识,不能正确对待对于疾病造成的痛苦及病后给工作、学习、生活等方面带来的影响,使恐惧、焦虑等负性情绪加重,加重了患者的精神紧张,故而产生恐惧和不安心理,从而使疾病进一步发展,形成"病理性循环"。有些患者所患疾病往往病程长,且反复发作,通过长期治疗,效果不明显,甚至疾病表现得越来越重,患者对疾病的发生、发展和预后也有不同程度的了解,往往对疾病的恢复缺乏信心。

健康人精力集中于工作或学习,心理活动经常指向外界客观事物。患病后多将注意力转向自身,感觉异常敏锐,甚至对自己的心跳、呼吸、胃肠蠕动的声音都能听到,心中总想自己的病,而对其他事物很少关心,这很容易被他人误解为自私或冷漠。同时在疾病的劣性刺激下,患者易形成不良的心境,往往看什么都不顺眼,好生闲气,好发脾气,给人以不近人情的感觉。病情越重,病程越长,这种异常情绪反应越严重。这种消极情绪,容易被人误解,使人不愿意接近,从而影响人际。由于患者长期受到亲人的关怀与照顾,患者会变得被动、依赖性增强,本来自己可以做的事情,也不愿意动手;情感变得脆弱,甚至幼稚,像个孩子似的,总希望亲友多照顾、多探视、多关心自己。

这些问题涉及生理、心理与社会,仅靠医护工作不能有效协助患者康复,社会工作者需要依据专业优势,从生理、心理与社会三方面入手来改变患者现状。

二、自我管理教育

(一)自我管理的重要性

生活方式被认为是导致高血压、糖尿病、心血管疾病等慢性病及并发症不断上升的主要因素。保持良好的生活习惯,养成健康行为能有效预防、控制疾病的产生。比如糖尿病患者必须保证每天有规律地测量血糖、血压,保持低糖、低卡路里的饮食,积极及适量的运动等,以保证对病症的控制。在大多数情况下,这些健康行为的产生无法全程受到医生或护士的监督,主要是靠患者及其家属的自觉行为。这种没有专家监控的健康行为保持被称"病症的自我管理"。

（二）自我管理的主要障碍

"遵医嘱"情况差被认为是自我管理水平低的主要标志。特别是多次入院的患者,他们病情的反复很大程度被医生归结为"不遵医嘱"。但一些患者及其家属不同意医生将他们病情的反复归结于患者的个人错误。他们认为控制病情是医生不可推卸的责任,病情出现反复或恶化是由于医生的错误诊治;患者是糖尿病的受害者,药物是治疗的关键,他们的生活行为并不是影响病情的主要因素,因此忽视在生活中健康行为的自我管理。实际上对于大多数患者而言,他们意识到自我管理对于病情控制的管理重要性,也承认自己不能有效地进行自我管理,但他们表示自己在实际生活中进行自我管理存在困难。

1. 应对技巧缺乏

大多数患者都接受过自我管理的教育,如医院的讲座,医院及药厂的相关资料。久病成医,许多患者掌握了大量的相关疾病诊断、处方等理论知识,但患者在自我管理中知识缺乏主要是指他们缺乏应对不同环境及有效控制自己行为的技巧。对于他们来说,在病房单纯环境下,进行自我管理相对简单,但在生活中个人的行为受到环境的影响,行为是受控于环境而非他们自己,他们没有足够的技巧去适应环境改变对病情的影响,比如不同运动强度下如何调整饮食等。

2. 长期习惯的禁锢

习惯常常被认为是自我管理改善的最大障碍,比如患者的饮食和运动习惯是几十年来形成的,也被保持了几十年。在这惯性下,每个人都倾向于按他们最熟悉的方式生活,不用思考,最为简单舒适,因此打破他们所熟悉适应的生活方式对于他们而言是一个巨大的挑战,这意味着他们要付出许多的努力与过去的生活告别。许多患者都在怀疑自己是否有能力去改变这些老习惯,在怀疑中他们持续着过去不健康的生活方式,不敢尝试任何的改变。

3. 家属不重视

患者常抱怨自己不能很好地进行自我管理是因为家属的关系,特别是在饮食上,很多患者的饮食是由家里其他人安排的。比如按照中国的传统,一些家属出于好心为患者准备高糖高卡路里的食物作为食补,但这对于高血压、糖尿病等患者来说是最不利的。有些患者也尝试改变自己的饮食,只吃一些很清淡、无盐、无油的食物,但他们偶尔也有冲动想吃些味道比较重的食物,这时家属常常不予制止,有时甚至出于同情会主动提供类似食品给患者解馋。家属对于患者自我管理的忽视和不以为然使患者为了迎合家庭其他成员而选择了自我放弃。

（三）自我管理的教育类型

在医院中针对患者及其家属主要有四种形式的自我管理教育。

1. 口头教育

口头教育是在医疗过程中最为普遍的。在门诊和病房中,医护人员主要是以口头告诫的方式让患者和家属注意自我管理行为。口头教育的内容主要是针对患者的错误行为进行提醒、教育。这是最简便的自我管理教育方式,但对于长期行为的改变,它的缺点也显而易见,过于简单且效果不持久。

2. 书面教育

书面教育主要是以通过健康处方、宣传资料和相关书籍三种方法进行。在患者门诊或出院前,医生会提供一些关于家庭护理和后续治疗的书面建议,这些被称为"健康处方"。有时医生也会提供一些针对性的护理资料给患者及其家属或推荐一些指导慢性病自我管理的书籍。这种教育方式可以让患者及其家属在回家后自我管理"有章可循"。

3.讲座教育

现在国内的大医院都开始注意针对出院患者和社区患者的慢性病进行自我管理教育,而讲座教育就是其主要方式。与其他教育不同,讲座教育是群体性的,同时在教育方式上也具有多样性,比如专家讲座、资料提供、主题讨论等。

4.团队活动教育

近几年受到心理团队治疗、病友互动发展等影响,团队活动形式被引入到自我管理中。团队活动较讲座教育更注重互动性和实践性,在活动形式上以病友经验分享、技巧训练、情感支持等为主。

(四)自我管理相关理论及运用

20世纪80年代健康理论将健康控制分成内部控制点与外部控制点。患者认为可以自己控制的事情被称为内部点,而那些被认为受他们控制或不受控制的事情被称为外部控制点。如果患者认为康复过程中内部控制点较少,他们便会缺乏改变的动机。社会工作者应提升患者对内部控制点的发掘和增强。

20世纪90年代的健康信念理论模式,认为调节患者信念可直接影响患者危险因素的感知,从而采取对抗疾病的行为。社会工作者应协助患者认识到慢性病风险的真实存在及紧迫性,同时也可通过患者成功自我管理经验的发掘,或病友良好康复成效示范,让患者看到改变不良行为将会得到价值结果,从而产生自我管理行为。

健康信念理论是基于信念可以改变行为的逻辑推理,综合了操作性条件反射理论和认知理论而形成的。尽管信念可以影响行为的改变,但实际上并非所有人的行为改变都只受信念的影响。计划行为理论是近十年提出的新理论,与其他理论的不同在于它在个人内部变量的基础上又加上一些外在的变量,以解释健康行为的产生和持续。态度、主观规范和感知行为控制影响了行动意图并最后影响行为的产生,见图6-1。

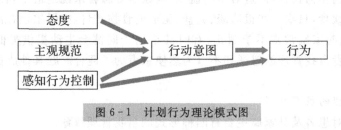

图6-1 计划行为理论模式图

这一理论更符合社会工作者的工作特点,更利于对个人与环境的交互进行干预。

1.态度

态度是个人对行为效果的估计,这种估计是建立在对某一行为可能产生的效果的主观评判。一个糖尿病患者如果对自我管理行为持有积极的态度,是因为他觉得"自我管理"这一行为会带来"病情稳定"的成果。如果他越坚信行为与成果之间有直接的关联,他的态度就会明显。社会工作者应通过患者成功自我管理经验强化积极的态度,并可用其他病友的成效强化态度。

2.主观规范

主观规范是个人对重要他人的态度。重要他人包括了他的家庭、好友、医生或是其他人。这些重要他人对某一行为所持的赞同或否定的态度被称为规范信念。这些规范信念和个人遵从这些信念的动机成为主动规范的基础。在慢性病治疗中，患者为了不成为家里的特殊成员而极力让自己遵从于家人及朋友的规范信念。因此，社会工作者应通过患者家属或病友活动协助患者构建支持体系。

3.感知行为控制

感知行为控制是个人对自己、对行为控制能力的评估，即效能感。个人的行为控制能力评估包括了他对自身资源、机会、能力的评估，而这些评估主要来自于个人的过去经验。这些经验又受到他人经验的影响，个人往往通过观察、推测等方式将他人的经验放入到自身能力的评估上。当一个患者在病房里看到的、听到的都是一个个病情控制失败的案例，他很难再继续自我管理行为，因为他觉得"那么多人都不能控制，又何况我呢"。社会工作者应通过个案或小组，通过患者与病友的成功经验提升患者的自我效能感。

三、常见病种介入指引

（一）白血病

1.主要身心问题

白血病是一种常见的恶性肿瘤，属于癌症的一种，我国急性白血病多于慢性白血病。白血病临床以发热、贫血、出血、浸润为特点，常伴多种并发症，化疗能引起疲乏、腹泻、恶心、呕吐、厌食、喉痛、出血等毒副作用，严重影响了患者的身心健康和治疗效果。另外，由于化疗周期较长，治疗费用较昂贵，患者的心理负担较重。再者，长期的、阶段的住院化疗及疾病标签作用等影响了患者正常的人际、工作和学习，对患者社会功能的发展造成了不利。

疲倦是白血病患者最常见的症状，它以持续的疲乏不能通过休息缓解为特征，疲倦又能影响生理、认知、情绪和行为功能，导致患者生命质量低下。同时，急性白血病患者多为青壮年，正是年富力强的时期，突然从正常人变为患者，无论是患者本人还是患者家属均很难适应角色的转变，造成对疾病及相关诊疗的认知不良。另外，经济状况对情绪功能的影响比较大，经济状况差的患者除了要承受疾病及其治疗带来的痛苦外，还要承担医药费用及由此给全家生活造成的压力，有些患者由于经济困难丧失了治疗的信心，放弃了治疗的机会，影响了治疗效果。情绪功能对患者的生活质量有严重影响，不良情绪和疾病的相互作用，使病情恶化，显著降低生活质量。

2.社会工作者干预

（1）化疗期的支持性社会工作者介入。化疗前期辅导内容主要围绕患者的疾病、治疗方案及主要的不适感觉展开，如初诊的白血病患者常表现为对疾病的极度恐惧和焦虑，此时社会工作者辅导的重点是帮助患者尽快摆脱这种不良的情绪。社会工作者应多采用倾听的方法，鼓励患者说出内心的感受，特别是充分表达恐惧、悲伤等情绪。另外，当患者可以较平静地接受患病的事实后，社会工作者辅导的重点从倾听逐渐转移到让患者认识疾病，配合化疗，谈话的内容包括了疾病的基本知识、化疗的目的、预防化疗副作用的方法等。鼓励患者对疾病的过程及治疗表示疑问，让患者主动地参与到疾病的治疗和护理中来。化疗过程中，患者会被化疗药物的副作用所困扰，此时社会工作者可采用安慰性的语言鼓励患者，同时配合放松训练等相应的情绪辅导。最后，处于化疗抑制期和恢复期的患者将要面对化疗后血象降低造成的疲乏、出血、溃疡及感染等情况的可能出现，此时采取可支持性心理辅导帮助患者减轻焦虑、恐惧、抑郁等负性情绪反应。此外，可自行编制有关白血病医疗保健知识的宣教材料，并发放给患者及其家属阅读。

（2）针对患者家属的心理辅导。患者亲属也承受着巨大的精神压力和经济负担，他们的态度和行为会直接影响患者治疗时的情绪反应，甚至会引起不良躯体反应。患者亲属的积极态度和行为可以为患者提供有力的情感支持，使患者心理上得到安慰，积极配合治疗，为此可采取支持疗法对患者亲属进行心理辅导。

（二）癫痫

1. 主要身心问题

癫痫是神经系统疾病中常见的一种综合征，是由多种病因引起的，发病机制至今尚未完全阐明，确立诊断及治疗均有一定难度。癫痫患者确诊后面临心理危机，长期生活在癫痫发作的阴影下，担心复发或真的发作，使心理社会过程复杂化。抗癫痫药物引起的躯体问题对患者的心理产生强大的冲击，癫痫疾病标签的心理反应和社会功能受损对心理的冲击长期存在。

癫痫患者还存在明显的自我羞耻与社会排斥，癫痫是一种发作性疾病，癫痫患者在病发时常会产生口吐白沫，知觉全失，晕厥等现象，由于癫痫患者在发病时形象全失，容易引起周围人的恐惧。因此相对于其他疾病，社会和家庭对于癫痫患者存在歧视心理，以至于很多癫痫患者也因患病后心理极度自卑，羞于去治疗，以至于延误了治疗。多数患有癫痫的家庭成员有羞耻感，癫痫患者存在不同程度的婚姻与交友困难。

2. 社会工作者干预

强烈的情感活动和精神激动一直以来都被认为是癫痫发作的一个重要诱因。癫痫治疗中，社会工作者应协助患者学习如何应对应激事件及缓解应激反应。国外在临床癫痫治疗中已开始应用心理行为治疗、社会支持、运动等缓解应激的方式作为治疗癫痫的一种手段。

组织病友小组，鼓励患者及其家属积极讨论各自成功的照顾经验和存在的问题，建立相互支持网络。社会工作者可在以下方面协助患者及其家属：一是培养识别药物不良反应、复发先兆症状及掌握相应处理方式的能力，提高解决问题的能力；二是调整家庭交流方式，促进有效沟通；三是实施家庭生活的指导，重大事情的有效应对，压力控制，遇到困难或烦恼时的求助等；四是根据患者的具体情况，与患者共同探讨制订服药、学习或工作、休息、运动、心理调试行为、症状自我监控技能等康复治疗方案。尊重患者的选择，给患者提供力所能及的帮助。

（三）尿毒症

1. 主要身心问题

尿毒症是终生疾病，目前较为有效的治疗手段包括肾移植、血液透析和腹膜透析三种方式。目前血液透析是尿毒症患者主要选择的治疗方法，但血液透析残余对肾功能影响较大，长期治疗后患者常常出现肾脏功能不可逆转的完全丧失，更加需要依赖血液透析这种终生性的、复杂而昂贵的方式来维持生命，忍受着疾病和治疗的双重折磨，因此患者常常产生焦虑和抑郁。患者产生负性心理的原因是多样的，在躯体因素方面，由于透析尿毒症本身所引起的恶心呕吐，乏力，记忆力减退，失眠血压升高等，导致患者紧张、焦虑、抑郁；在社会因素方面，尿毒症患者由于需要不间断的血液透析治疗，给患者带来经济上的负担，同时自身价值降低或完全丧失及对家庭带来的影响同样也给患者带来巨大的心理压力。经济状况和家庭支持情况对患者的心理及社会角色适应产生不同程度的影响。

2. 社会工作者介入

与西方国家不同，中国约半数的患者是 50 岁以下的中青年。中青年是家庭的中流砥柱，对于这些尿毒症患者来说，定期的血液透析将伴随终生，成为生活中的一部分，而对于家庭责任和社会责任，因疾病对生命的威胁而自顾不暇。社会工作者应协助患者适应疾病，面对疾病有勇气与病魔争斗，更有勇气接纳这一切。通过正向引导，协助患者寻找生命各领域的意义，提高自我价值感，避免疾病"操纵"生活、情绪。并通过体验、冒险，引导患者有勇气带着疾病做自己认为有价值的事情，承担起家庭及社会责任。

尿毒症被称为"不死的癌症"，患者在尿毒症的疾病认知上存在一定的误区，通常将尿毒症视为绝症，而丧失治疗信心。患者的主要压力源为疗程长、需长期透析治疗，医疗费用高，对未来的担忧，家庭责任改变及性欲减退等。社会工作者可通过举行讲座、讨论、分析及角色扮演等形式调整患者认知，帮助患者修正其对所面临问题的不合理认知，通过交流、观察、访谈等方法评估患者不同的心理状态并指出其存在的错误认知或对疾病不利的应对方式，帮助其分析产生错误的原因和危害性，运用合理情绪疗法，让患者以理性观念取代非理性观念达到认知重建。

尿毒症的治疗需要耗费大量的金钱，给患者及家庭产生了沉重的经济、心理负担。社会工作者应积极地协助患者及家庭了解当地医保对尿毒症治疗的报销政策，以及大病救助政策，帮助患者申请相关援助。积极寻求经济支持，减轻患者及家庭就诊顾虑，增加治疗信心。

第三节 妇产科与儿科社会工作

妇产科与儿科在诊疗上都具有明显的特殊性，社会工作者应关注妇女、儿童所面临的健康挑战，协助其面对疾病。社会工作者更需要关注妇女、儿童在健康风险下所反映出的权利弱势，协助她们保障自己权益，保护自身健康。

一、妇产科常见身心问题及干预

(一)常见身心问题

妇产科包括妇科及产科，主要针对女性生殖系统疾病，以及女性妊娠期间的特殊状态下的正常生理或病理。妇科包括妇科炎症、人工流产、性病、月经不调、不孕不育、妇科整形、妇科肿瘤等，产科包括妊娠生理、妊娠诊断、产前保健、正常分娩、胎儿和早期新生儿等。正常状态下的妊娠、分娩、异常分娩、分娩期并发症不属于疾病，因此，在妇产科住院的并不都一定是患者，这是妇产科与其他临床科室的明显不同点。

1. 焦虑与恐惧

焦虑与恐惧是绝大多数妇科患者普遍存在的问题，主要是由于缺乏对环境的信任。常见于初次看诊的患者或较年轻的群体，因为患者缺乏足够的妇科方面的医学知识，对妇科特殊诊断检查和所患疾病的手术治疗缺乏正确认识，担心手术不顺利及术后会出现性格和生理等方面的改变，影响夫妻生活和生育能力，而造成心理障碍。子宫卵巢切除手术和流产患者会因为身体缺失而产生一种心理上的损失感，并担心内分泌、体形的改变，进而影响性生活及妊娠，承受着巨大心理压力。

2.否定

否定是妇科患者常见的心理防御机制。患者会对令人痛苦的事实加以否定，认为它根本没有发生过，以逃避心理上痛苦。如在妇产科经常有死胎引产的患者，会把胎儿死亡的事实完全加以"否定"，通过否定作用来暂时保护自己，以至于不过分悲痛，又如有些妇女听到自己患肿瘤需要切除子宫或卵巢，也会极力否认，拒绝接受事实，她们怀着侥幸心理到处求医，希望是误诊；另外，有许多未婚少女得知自己意外怀孕需要流产，也会采取否认逃避的心理，以解除心理上的恐惧与不安。

3.自卑

自卑是妇科患者较为特殊的心理表现。自卑心理多发生在性病患者中，早期因羞愧而讳疾忌医，症状加重时因恐惧而到医院治疗，怕受到医务人员的歧视，担心朋友、同事知道后受冷落，担心今后的生育问题等。在不孕妇女、生殖器官疾病患者、乳腺疾病患者中也常见自卑问题。

（二）妇科常见病种介入

1.流产患者的介入

流产患者分成病理性流产和主动要求流产两类。病理性流产患者一般对手术表现出害怕担心，担心是否会出现意外，是否会有后遗症影响日后的生育、工作等，同时她们从妊娠转为疾病治疗，在情绪上经历较大的落差，对放弃胎儿存在明显愧疚与不舍。针对这部分患者社会工作者应回应她们情绪，协助她们将注意力转移到治疗上，重建生活信心。在主动要求流产患者中，社会工作者要关注那些年龄较小且未婚先孕的女性，怀孕对于这类患者来说还是一种沉重的负担，除了焦虑、怕疼、恐惧外，还担心受到家庭和社会的指责和嘲讽而自责、悔恨、羞愧。

2.生殖系统疾病患者的介入

生殖系统疾病包括子宫肌瘤、卵巢囊肿、阴道炎、宫颈炎、宫颈糜烂、盆腔炎、附件炎、功能性子宫出血等，这类疾病及治疗往往会影响患者的生育功能或性生活，进而影响患者的生活、夫妻关系、自我形象认定等。以子宫切除为例，会对患者造成巨大影响。一是卵巢功能受影响引发神经紊乱。虽然患者进行子宫全切术并未切除卵巢，但由于切断了子宫动脉，使供应卵巢的血液减少，仍然可能影响卵巢功能，进而引发卵巢早衰及一系列的自主神经紊乱，导致患者出现焦躁不安、抑郁、喜怒无常、记忆力下降、注意力不集中、失眠等不良反应。二是性别特征缺失。部分患者认为子宫是作为一名女性不可缺少的，性别特征是维系其社会角色认定的基础之一。切除子宫后患者会认为自己不再具备一名女性应有的完整特征，并因此感到不安自卑，乃至抑郁、焦虑、情绪失落、担心丧失性功能，夫妻关系破裂。很多患者认为子宫切除后会丧失性欲，或者从功能上丧失进行性生活的能力，会影响自己的夫妻感情，甚至导致家庭破裂。加上患者通常认为性问题难以启齿，与医护人员缺乏沟通，产生较大的心理压力。社会工作者应协助患者认识身体变化,适应改变,加强家庭沟通,重建生活信心。

3. 不孕症患者的介入

不孕症患者的心理与社会压力也应被社会工作者关注。当被初诊为不孕症时,患者往往会产生较大的心理压力,当心理负重持续存在时,患者会出现一定程度焦虑、抑郁的心理及社会适应障碍。在长期的焦虑、抑郁的心理负重感的重压下,对生活中的其他活动兴趣降低,与社会的接触发生障碍,人际关系紧张或淡漠,自尊心下降,挫折感、孤独感、负罪感增加。不孕不仅对患者的心理产生影响,而且对夫妻双方及其婚姻、家庭、社会关系也造成一定影响。表现为对婚姻生活的满意度下降,时常感到情感障碍,性生活的不协调,在所处的角色和社会关系领域,出现客观上协调性、自主性和主导性下降与主观上独立、坚强、自主意识增强的矛盾交织现象。有的患者表现为一方面在邻居、同事及家庭其他成员面前表示不想要孩子来掩饰自己的不孕症,另一方面偷偷求医。患者多数宁肯将不孕的事实放在心里,也不愿与兄弟姐妹、朋友邻居谈论,使其在人际关系中处于一种与周围社会相对隔绝的孤立状态,久而久之觉得自己被家庭和社会所遗弃。周围人的流言蜚语、家庭成员不经意的话语也会成为心理负重的来源,致使家庭不睦,甚至成为孳生家庭暴力的原因。因此社会工作者应关注患者与家庭其他成员的互动情况。

(三)产科常见病种介入

1. 妊娠介入

妊娠对于女性而言是人生的重要转折,在这个过程中女性的心理受胎儿成长和内分泌活动变化,特别是初产妇对分娩过程的恐惧不安,担心胎儿对母体的影响,家庭的看法及其他经济及人际关系问题,情绪不稳定,精神易受压抑。在妊娠女性中,社会工作者应注意未婚先孕的女性,未婚先孕违背我国的传统文化,未婚先孕者不论在家庭、社会中都难以取得充分支持。因此,一旦未婚而孕,女性均采取隐瞒态度。由于未婚先孕者既要对社会隐瞒又有求于医生,故在就诊中易因医务人员的态度等外因而出现情绪问题。未婚先孕者还面临着照顾、经济、工作、子女养育等多重现实压力,医务社会工作者应采取个案管理方式,与其就未来安排进行深入讨论,并联系相关正式与非正式资源给予支持。

2. 产褥期介入

产褥期是产妇的心理转变时期。胎儿娩出后,对做母亲的期望转为现实,母性行为的实践也从预期转为现实。生理及心理的转变,使产妇对各种生理、心理、社会因素的易感性提高,身心障碍的发生也增多。产褥期产妇的主要压力来源于母亲等新的多重社会角色的承担;社交面的扩大;因育儿产生的疲劳、失眠。产褥期是母婴联结重要时期。少数产妇会因为遗传及文化因素,母亲童年时所受的照顾,过去孕产的经验、妊娠过程产生母婴关系联结障碍,曾有过流产的母亲、长期不孕者、生育畸胎儿及高龄初产妇也易构成母婴联结障碍。高危的母婴联结主要是由于未婚先孕,青少年母亲常由于心智不成熟、缺乏生活经验,形成接触障碍,出现虐待及忽视婴儿行为,而导致儿童的行为障碍。社会工作者应给予高度关注,在技巧、情绪等方面给予支持。

（四）社会工作者介入

1.提高女性对疾病或妊娠的认识

在准确客观的认识后，才会缓解心理的恐惧，提升自身的控制感和安全感。首先，通过提问的方式了解组员对疾病治疗、康复知识或妊娠知识的掌握情况，让大家分享各自的认识，特别是疾病对生育的实际影响；其次，邀请专业医护人员指出组员讨论中存在的误解之处，给大家详细讲解疾病知识、注意事项等。社会工作者在此起到的是一个资源链接或中介者的角色。

2.引导患者对疾病的理解

社会工作者在服务中以引导者或教育者的角色出现，引导患者叙说或分享患病后身心方面的感受。一方面传授情绪控制或非理性情绪处理的技巧，增进组员的沟通技能；另一方面适时引导组员积极理解疾病的意义，增进对家庭或社会的信任，走出个人封闭的世界，寻求家庭或社会的多方支持。从优势视角出发去探寻疾病应对过程中所独具的意义，诸如疾病可能增进个人对生活的洞见。生活洞见常常是身心受苦的磨难与生活智慧的结晶，病残或死亡威胁逼迫人们重新思考人生和周围世界，当病残或死亡把人震离现实的日常轨道时，人们就会转向那些意义的源泉，它们会赋予生活以活力，疾病经验可以成为一种成长机会。社会工作者还可以进行价值提升，协助提升患者社会生活交往的自信心，引导患者欣赏自己、家人及他人，以正向的态度处理家庭问题。

3.争取社会支持

女性生殖系统疾病，不仅是患者的个人机体组织，还关系到她的社会关系。妇科疾病一定程度上可以说既是个人之痛，也是家庭或社会之痛，既是身体之痛，也是社会角色或关系改变之痛。对于面临生育风险的家庭，社会工作者可使用家庭会议邀请家庭成员分享对于疾病或妊娠的看法、感受。当发现家庭成员对于疾病或妊娠产生较大矛盾或沟通障碍时，社会工作者可使用家庭治疗，通过调整家庭的沟通模式和整合家庭资源，创造安全、信任的家庭氛围。

二、儿科常见身心问题及干预

（一）主要身心问题

儿科的服务对象是处于不断生长发育中的儿童和青少年。常见疾病有小儿流行性感冒、新生儿肺炎、手足口病、小儿惊厥、小儿高热、脑性瘫痪综合征、疝气、弱智、小儿多动症、小儿急性喉炎、儿童抽动障碍等。

对于短期治疗患儿，社会工作者主要处理的行为问题是抗拒，比如在注射及输液过程，患儿有避痛的本能反应而产生抗拒。更多是患儿对医疗及医生由于恐惧而产生抗拒，产生哭闹、不配合。社会工作者需要通过游戏等方式，消除患儿对医院的恐惧，同时协助家属正确利用行为强化方式，调整患儿行为。

儿科社会工作者的主要服务对象是长期患病儿童。对于需要长期治疗的患儿，他们通常能逐步适应医疗过程，但会伴随抑郁及伴发的挑衅，或由于察觉到自己的生存要依赖他人的治疗而愤怒。长期患病儿童大都适应患者角色，以致有部分儿童很难适应正常的生活，表现为踌躇、焦虑、墨守成规、自我偏见，小心谨慎地活动，回避应激情境等。长期患病儿童出于对父母的体贴,在疾病应对中表现出疼痛、对爱的渴望、对外部活动兴趣的掩饰性表达。不少儿童能从家长表现中感知自身疾病严重程度,知道这种疾病会缩短他们的寿命或影响进入社会,并对此产生恐惧。

不同年龄阶段的儿童会遇到不同的问题。初生病婴由于经常住院与亲人分离,以及母亲对婴儿疾病的反应,使病婴缺乏安全感。6～7个月的婴儿在与母亲分离时,就可体验到一种丧失感并表现沮丧。幼儿期住院时受到疾病的冲击,家庭的过度保护可以抑制儿童表达个人意志的机会;住院儿童与双亲分离所致的应激可因缺乏安全感及父母丧失信心而增强。幼儿常把治疗手段看作是一种惩罚。学龄期儿童在心理上面临控制感的发展,而面对慢性病的失控感阻碍这一心理发展。到了少年期,在自我概念及躯体形象形成时,因为疾病或躯体变化的影响,少年可产生强烈的情绪反应。少年在慢性病期间也可出现一些成人样的应对反应——否认、理智化、代偿、愤怒等,但由于人格发展不成熟,他们通常无法自己处理心理问题。

一般来说,年长儿童已经开始关注自己的身体生长发育和未来,慢性病或致命性疾病对他们正在成长并开始独立的生活是一种威胁。年长儿童对于疾病引起的情绪不安特别敏感,因此,也就特别需要心理支持,帮助他们保持独立性,灌输希望,防止孤独感。年幼儿童只能从躯体不适上去体验疾病。年长后,对疾病的严重性与后果增加了认识,就开始涉及认知和情感的问题。由于与医生的看法有差别,常因此而引起问题。由于多数年长儿童都为自己的疾病而焦虑,他们需要从医生那里得到详细可靠的信息,并希望有充分的时间和宽松的气氛来向医生提出问题。但医生有时使用的语言对儿童来说太为复杂,交谈的气氛也失之于过分严肃和匆忙,这样就会妨碍交流而增加儿童的焦虑。年长儿童患病时可以出现反应低下或反应过度。反应低下表现为错误理解、否认、幻想或对抗,因而拒绝执行治疗方案,不服药、不遵守医嘱,并可能会曲解医生明确的指导。反应过度则出现对信息的错误解释,表现过度的顺从和焦虑;当父母总是对患病儿童有过分的照顾时,有的儿童可能把患病视为心理上的奖励。

目前,由于我国儿科医护及病床不足,儿童就诊或住院都需要经过一定时间的等待,因此就诊后患儿家属常存在焦虑、急躁的心情,家属希望自己的孩子得到更多的关心照顾,对医护通常存在较高的期待,希望由高职称、资深的医护进行治疗,希望立即治疗或手术,希望孩子的病能达到药到病除,无形中给医护人员造成一定的心理压力。有些家属对治疗方案存在顾虑和不理解,横加干涉,提出不切实际的要求,甚至违反医疗程序,造成患儿对医务人员的信任度下降,不配合,甚至敌意,以致错过有效治疗时机,影响治疗效果。有的家属在无法应对孩子的痛苦或反抗时,会将负面情绪转移到医护方面,特别是儿科中一个患儿通常有多个陪护家属,家属间缺乏对治疗的沟通,重复询问加大医护工作人员压力。社会工作者应做好医患沟通的协调工作。

(二)社会工作者介入

对患儿作出社会性的诊断。评估患儿家庭是否完整,有无照料患儿的亲人,有无提供社会支持的外援,能否应付患病带来的危机等。这样的评估可以预防患儿看病过程中的突发状况,有利于诊疗过程的顺利完成。

倾听患儿家属在就医过程中的不解问题。协助舒缓内心各种不良情绪,减轻孩子就医带来的压力,提供有价值的信息。做好医务人员与患者之间的纽带,帮助医务人员了解患儿的社会状况,更全面地认识患儿及所属环境,为构建和谐医患关系出力献策。

改善患儿心理感受和不良性格。组织开展多种有益的集体活动,在活动中锻炼和提高患儿的自我保护能力、自我约束能力和自我发展能力。教育、引导患儿及其家属积极应对疾病所带来的危机,排除心理忧虑的干扰,增强心理承受能力,避免或减轻疾病造成的精神影响,帮助患病儿童树立健全的人格。

建立患儿与家属的多边沟通。在与患儿交流时,由于患儿年龄、社会经验的限制,不能准确清楚地描述和表达自身感受,这就要求社会工作者要仔细观察患儿的表情、声音、姿态和相关行为,并且通过语言把观察结果反馈给患儿进行确认。对于低龄患儿可运用沙盘、故事接龙等投射技巧进行评估。与成人医患进行会谈时不同,社会工作者与儿科的交际主体是包含"社会工作者—家长—患儿"。会谈中需根据儿童的心理布置场景、语境,社会工作者受交际环境影响需要对自身角色不断调整,交际话语的使用也要针对患儿及其家属进行调整,呈现多边对话方式。

寻求社会慈善项目资金支持救助长期住院、贫困的患儿家庭。寻求媒体宣传和动员,鼓励外资、民营等企业支持医务社会工作慈善事业,广泛动员更多的社会爱心人士投入到医务社会工作慈善事业中来,拓展医务社会工作的资金来源。

(三)常见病种介入指引

1. 先天性心脏病

先天性心脏病是小儿最常见的疾病之一,一般在一周岁内手术,因此社会工作者的工作对象主要为患儿的家属。患者家属的术前焦虑主要来自家属对医院环境不适宜和对患者的病情担心。当接触同病种复杂先天性心脏病死亡案例时,会进一步导致家属恐惧不安。术后家属担心即使通过手术治疗,患儿也会有一些并发症,或者在某些方面与正常的儿童不同。如不能进行剧烈运动、不能去过于吵闹的地方或者是身体上还是有一定的缺陷。在孩子成长过程中,容易出现心里惶恐。过大的经济压力导致家属遭受着极大的精神压力,有部分患儿家属甚至会出现严重的心理疾病,继而导致家庭内部不和,或者发生矛盾。社会工作者可从多个方面对家属进行辅导。

社会工作者提供心理疏导、培养信任关系,围绕患儿及其家属建立社会支持网络。如由个人网络、志愿者联系网络、互助网络及邻居协助网络等来提高患儿家属的社会支持,缓解家属的经济压力,为治疗患儿病情奠定基础。

为患儿家属链接社会资源提供途径。同时,在医院工作人员的协助参与下,组织医护人员与患儿面对面零距离交谈,为患儿家属提供医疗上专业的知识,缓解家属内心的焦虑。这样一来,医护人员也能明白在治疗患儿的同时,患儿家属的心理也要加以关注,应重视家属的心理支持,及时、耐心地为其进行先心病的知识健康教育。

协助成立病友团体,为患儿家属寻求归属感和朋辈支持。在小组内,家属可以尽情释放内心的压力,小组成员之间都有类似的经历,更能提升共鸣感。通过小组工作的建立可以切实地帮助患儿家属,让他们以新的视角来看待与解决人生中所遇到的困境。缓解家属的心理困境,帮助他们建立支持系统,推进医患的沟通交流,整合多学科的资源评估患儿家属的内心需求,从而建立更为有效的小组活动。

2.哮喘

哮喘是一种典型的多因素参与的心身疾病。哮喘的发作可能引起患儿情绪问题,甚至情绪障碍和行为问题,情绪和行为问题也可加剧哮喘的发作,两者相互作用,形成恶性循环,严重损害儿童的身心健康。以往诸多研究表明,哮喘儿童心理行为问题的发生率明显高于正常儿童,主要表现为缺乏自信、以自我为中心、情绪不稳定、退缩倾向、人际交往困难、社会适应能力下降等,而不良的情绪反应和心理状态对疾病的预后及患儿的生命质量产生了不容忽视的负面影响。哮喘儿童常常因哮喘反复发作、日常活动受到限制、家属过度保护和溺爱及家属不良情绪的影响等易出现焦虑、抑郁、社交能力降低等心理问题。

儿童时期是个体成长的重要阶段,其独特的心理特点主要表现为模仿心理、好奇心理、好游戏心理、合群心理、喜欢野外生活心理、喜欢成功的心理等。社会工作者可运用游戏治疗,以游戏为沟通媒介促使患儿在安全、信任、支持的氛围中自我表达,自我反省,深化认识,暴露问题,并从中进行自我调节,以解除精神困扰,改变不良行为习惯和认知方式,同时,在游戏互动过程中患儿之间相互观察和模仿学习某些策略或形成新的行为,形成相互的社会支持力量,提高儿童适应能力、减少退缩行为、提高自信心等方面效果显著。帮助患儿提高心理应对能力,促使他们对人际关系和社交技巧,对疾病或其他生活事件和情绪控制和管理产生良好的应对,从而更好地适应环境,提高承受创伤事件和解决问题的能力,促进身心健康全面发展。

三、妇女儿童保护性社会工作者介入

妇女儿童的保护性介入是医务社会工作者的重要议题,主要针对受到家暴和虐待而进入医院治疗的妇女和儿童。社会工作者需要对他们进行保护性介入,在促进康复的同时,保护他们的健康权不会再次受到侵害,主要针对权益等社会性问题。

医务社会工作者对受暴妇女的赋权干预过程分为三个阶段:一是对话阶段,即主动与受虐妇女建立合作关系;二是发现阶段,即协助受虐妇女发现已有的但未知的资源;三是发展阶段,即协助受虐妇女建立适合其需要的能力和资源系统。在面对遭受家庭暴力伤害的妇女和儿童时,医生极有可能是第一见证人。医疗社会工作者的设置有利于及时发现家庭暴力的存在,并协助医生诊断可能的家庭暴力个案,进而帮助联系或寻找相关的社区资源。例如,为受害者请求警方协助,为受虐妇女和儿童提供庇护所,或者转介给其他社会支持团体等。在西方国家,特别是在美国,一些医院已建立了关于家庭暴力的"急诊室",其功能是建立流程或标准化的程序来评估家庭暴力,以协助医生诊断可能的家庭暴力个案,并给"患者"提供关于家庭暴力的社区资源。

在儿童虐待介入中,社会工作者要通过对儿童淤伤、烫伤等身体指标,或儿童受伤原因解释冲突等方面发现个案。对于医院社会工作者而言主要工作是儿童安全的干预,并协助儿童沟通及表达感受。通知相关监护人、学校、社区及司法部门,并将个案呈报给相关儿童服务机构。

医疗干预家庭暴力的目标是运用各种干预策略让受虐妇女和儿童明白他们有权摆脱受害者的处境。具体地说,这些干预策略包括:一方面,对于没有要求干预的受虐妇女和儿童,社会工作者要接纳其对问题的看法,让对方感到被尊重;同时,要帮助受害者分析权利关系,促使其意识到不平等是问题的根源,而非自身的错误,以达致其意识觉醒的提升;最后,要让受害妇女和儿童意识到,家庭暴力不是个人的私事,而是社会的公害,如此,她们可以获得多方面的资源来使自己增能;另一方面,对于要求干预的受虐妇女和儿童,社会工作者应协助收集相关医学证据,并依据其具体情况考虑下一步的干预措施。

第四节 急诊科社会工作

急诊室是医院社会工作者的重要工作场所。急诊室面临着各种患者及突发性的状况,社会工作者需要充分了解急诊的工作模式及患者身心问题,通过支持性、主动性和联络性取向的工作,运用危机干预协助患者处理急诊中出现的身心问题。

一、急诊科常见身心问题

急诊室的环境相较于门诊或住院病房,更容易显现出紧张、快速、高压力,甚至是混乱的情境,对处在其间的患者、家属和医护人员来说,容易因环境因素的变迁而干扰医疗服务的品质,甚至会影响患者某些权益无法被维护。在急诊室工作的社会工作者运用专业理论和方法为患者提供相关医疗卫生服务,同时专业化社会工作还须为在生命历程中遭遇困难或受到疾病困扰的患者提供服务,缓解心理与情绪困扰,加强支持网络提供社会资源,协调医患关系等。由于急诊室内分工明确且工作节奏快,社会工作者的协助能有效帮助医疗团队成员处理患者情绪、行为等问题,减少其他医疗成员的负担,使他们能专注提供患者的医疗性服务输送,提高急诊的医疗效率。与医护人员相比,社会工作者在有限的服务时间下,具备更广阔使用资源的信息知识,以有效联结患者各项所需。社会工作者拥有更好的能力,激发患者在离院返家或返回社区后的自我照顾能力,而非仅限于提供物质性的协助。

有学者将需要急诊社会工作者介入的个案分为四大类型。一是急性情绪患者,即怀疑因患者本身的自我伤害、愤怒攻击或是急性情绪障碍所产生的身心病症;二是急性生理危机患者,即患有长期身心病症的患者、患病的流浪人员或路倒患者;三是遭受家庭暴力或性侵害者,以及疑似遭受虐待或疏忽的儿童;四是其他遭受身心创伤的患者,包括遭受攻击伤害、性侵犯、家庭暴力、药物滥用、酒精中毒导致暂时性的功能丧失者。

急诊室的社会工作者通常需提供以下服务:社会心理评估、悲伤辅导与支持、受虐患者评估与转介、出院准备服务、转介社区资源、情绪支持、对患者或为患者进行教育与倡导服务。因急诊室经常会面临许多重大创伤、濒死患者,社会工作者也需要快速且有效率的提供评估与服务,社会工作者处于这种高度紧张的环境中,随时都必须准备好去面对各种患者的需求。

二、急诊社会工作实务工作取向

急诊社会工作强调以案主为中心的理念,必须根据案主的整体性需求为其提供各项的专业服务,产生三种实务取向:支持性取向、主动性取向和协调性取向。

（一）支持性取向

支持性取向的社会工作服务,即对于患者及其家属,在急诊室就诊的过程中,当遇有各种生活需求及情绪适应上的问题时,联结各项资源,给予案主适当适时的协助和支持,目的是促使案主能在短时间内获致身心的平衡状态,以及良好的治疗或休养资源。

社会工作者会针对案主的病情和留院治疗的期限,评估是否有自我照顾资源,包括在行动上是否需要辅具协助,有无能力取得日常生活用品,是否需要代为联络相关人士等。通常缺乏足够亲友支持系统的流浪人员、高龄行动不便者,会有较高的实物支持需求。

当面对经济贫困者就医时,社会工作者应评估其社会及经济情况与医保情况,提供案主不同类型与程度的经济费用补助,包括生活费用、交通费用或医疗费用。国内一些医院内部均设置贫困患者医疗救助基金,可以提供部分就医经费的补助或减免。社会工作者也可利用外部社会资源、福利团体或慈善组织,提供案主就医其间或出院返家后的经济协助。社会工作者要了解各类医疗救济基金的申请程序和条件,才能协助患者申请。

社会工作者掌握媒体资源主要是为了协助特别困难且能引起社会普遍关注的患者,在取得他们及家属同意的情况下,可联系媒体向社会求助。媒体资源主要分三种形式:纸质传媒如各类报纸;视频媒体如央视和省市电视台;新媒体如协助家属通过网络寻求帮助,在有限的服务时间下,具备更广阔使用资源的信息知识,以有效联结患者各项所需的帮助。

经由医师医疗诊断后,某些患者会无法接受诊断结果或被要求的治疗,而在情绪上会有不适应的症状,如忧伤、哭泣、愤怒、逃避、拒绝等,社会工作者便会对患者提供身心支持与简短咨询服务。另外,对于受虐患者和灾难事件的创伤者,则通过陪伴诊断验伤和个别会谈的方式,促使其能认知当前的自我状态,并协助案主获得暂时性的情绪缓解。

急诊社会工作的对象不仅限于患者,多数时候案主家属、亲友是次要的服务对象,特别是当案主病情不佳或是面临濒死状态时,家属的情绪反应多是激烈或严重失落;而无法理解医疗诊断或治疗历程者,社会工作者便成为重要的沟通与支持者。在医疗过程中,重大性的决策会带给家属高度压力和不确定性的感受,社会工作者适时的关怀与介入,可以增强家属的心理适应能力。

(二)主动性取向

急诊临床社会工作强调主动积极的服务,例行性的查房与主动筛检高危险群患者,急诊社会工作者的责任是主动性的发掘个案并配合医疗团队的治疗计划,才能提供患者最佳的服务。临床上经常采取的主动性取向服务包含:危机干预、出院准备服务、社会心理评估与咨询服务。

危机被定义为一种在个人一般稳定状态中所产生急性的情绪混乱,导致个人知觉的崩溃。对于因灾难意外事件导致身心损伤者,或遭受暴力创伤者,危机将引起失落感,急诊社会工作者会积极地介入案主在医疗过程中所可能产生的适应问题,通过失落感以辨识个人的压力生活事件成因。危机干预的目的在于缓解案主最急迫性的问题,包括因病理因素或社会因素所引发的困境。譬如一位受暴妇女因遭受严重伤害,无法返回家中,有紧急安置需求,急诊社会工作就需通报相关单位协助安排安置事宜。

出院准备服务应以确保连续性照顾为目标,帮助患者及其家属,在最佳时机、最适资源、最理想价格下,找到解决他们健康问题的最佳方案。由于急诊所提供的是短期性的医疗服务,对于需进一步接受专科治疗、长期疗养者或可出院返家的患者来说,在出转院的过程中,经常会面临许多的问题。临床上,最常出现的是患者对医疗的期待与医师诊断间的落差,急诊社会工作者经常被要求协助处理患者出转院的事宜。患者之所以会对出院产生疑虑或抗拒,多半出于担心后续照顾问题、缺乏适当的支持系统、经济匮乏、对疾病治疗方式的错误认知或医病关系不良所造成的现象。社会工作者便必须了解患者滞院原因,协助提供社区资源,担任资源联结者的角色,社会工作介入出院准备服务的目标,就是希望能促使患者获得连续性的照顾,并排除在出转院时所可能面临的风险事故。

患者的病情经常是动态性的改变,案主对疾病的认识与对自身照顾能力的了解时而会有所不足,社会工作者会根据临床的指标,针对特定疾病、特性患者属性,进行社会心理功能评估,以发掘患者的潜在需求。尤其对于高风险个案,更会通过持续性的评估历程了解案主的疾病史、就医史、家庭史或生活史,全面掌握患者状态,以协助患者获得较为长期的各式服务。

提供患者与家属一般性的信息,诸如相关手续的办理、福利服务的讯息、社区资源与活动,或是在疾病适应与照顾上需注意的事项。咨询并不涉及治疗,而是促使案主能在急诊室期间对相关权益或服务方式有更详尽的了解。

(三)协调性取向

增进良好的医患沟通关系。目的在促进患者及其家属和医护成员间,形成良性的沟通模式,患者在医疗期间,就是期待能获得适切地治疗和照顾。对急诊患者及其家属而言,最想了解的事情就是病情变化及治疗计划,但对于认知能力较弱或是表达能力不足的患者及其家属来说,不一定都在专业医学层面与医护人员建立良好的沟通关系。因此社会工作者即可承担代言人与协调沟通的任务,与医疗团队成员进行讨论,提供适当的信息给予案主。

为患者进行权益争取。医疗是采取高度专业父权的治疗关系导向,社会歧视与偏见仍会发生在医护团队中,尤其是相对弱势的贫困患者,如流浪人员、精神患者,很容易在医疗过程中遭到二度伤害。社会工作者有责任对医护成员进行说明与沟通,教育团队成员对弱势患者与特殊患者应秉持正确的服务观点,维护他们的就医权与获得公平正义的对待。

三、社会工作者介入指引

(一)急诊危机干预指引

急诊中的危机包括患者受影响的案主或是缺乏知识,或是缺少资源来处理当前的情况,或是觉得被无力感击败,或是在认知上无法接受疾病与现状。社会工作者应通过危机干预对有危机的个案做正确的评估,包括问题的严重性和风险的等级;提供恰当有效的干预;确定目前的问题;确保在进行初步干预之后还有下一步的行动。

急诊社会工作者在危机干预中应遵循以下原则:生命应当值得保护和珍惜;处理危机个案时应极度小心和警觉;具有同情心,不带判断;坚守专业标准和职业道德;建立信任、安全的治疗关系。和谐的关系对准确评估问题非常重要,在案主处于恐惧、沮丧和伤痛时,通过在第一时间给予情绪支持,可以更快地建立和谐的关系。

1.建立初步联系

从案主的视角界定问题,通过提问方式了解危机情境。到底发生了什么?它们是如何发生的?当状况出现时最先发生了什么?当事情发生的时候你是怎样想的?当时你作出了何种反应?同时了解发生的事情及其对案主的意义;辨别现状及轻重缓急;与案主进行交流,通过言辞、声调、肢体语言等,表现出关心、支持、肯定、不判断、不歧视的态度,使案主认为社会工作者会是他们的有效支持系统;告知案主,社会工作者是会遵守法律和道德伦理来开展工作的;使用积极的倾听方式,以开放的方式来提问;当案主被介绍来到中心时,社会工作者需要向他们解释为什么他们要来这,他们应该提供哪些信息,并且解释社会工作者是倾听和帮助他们的,而不是责备和谴责他们的。

2.进行评估危机

一方面是危机评估。对案主的身心健康是否有威胁的风险;确定案主是否需要药物治疗;确定案主是否需要送往医院进行急救或进行紧急庇护;观察确定是否有自杀想法或行为;检查案主的行为是否可能会给自己或他人造成威胁;确定是否有儿童处于危险境地;寻找重要的情绪表现;寻找积极的情绪表达。另一方面是资源评估。寻找案主的资源和扩展能力;探求案主过往在遇到类似情况时的处理方式;探求案主过去的错误和问题,看是否与现状有关联,以判断干预行动的成功率;看案主是否可以独立或借助帮助来提升自己的能力;与案主协商确认是否需要立即着手处理;确认案主聚集问题和面对危机的能力;确定案主是否有能力扩展外部资源和社会支持,如父母、兄弟姐妹等。

3.探索多种解决形式

社会工作者在解决问题前应处理案主感受和情绪,允许案主开放地表达情绪;认可案主的感受;明确限制,包括对行为的限制如自残等,然后再进行实际问题的解决。与案主一起寻找新的选择;寻找非正式的工作网络,为案主寻找其需要的潜在支持。

4.制订行动计划

列出行动清单并判断每一条的成功率;选择案主最认可的,同时也是社会工作者认为成功率最高的计划;准备至少有一个备选方案。如果案主的情形须到其他机构寻求进一步解决,社会工作者应当给予转介。危机干预结束后,负责个案的社会工作者应向督导进行汇报。在危机处理的个案中,社会工作者应主动向专业支持网络寻求协助,尽量不独自处理危机个案,邀请至少一名同事或督导给予协助。

(二)"三无"患者的社会工作者干预

"三无"患者是指来医院急诊时无家属、亲戚、朋友的陪伴,无家庭地址,且当时无经济能力支付医疗费用的患者。急诊科是医院对外开放的窗口单位,对于收治的"三无"患者,其治疗、康复、生活护理、医疗费用、去向安置等问题是长期困扰医院的棘手问题,也是不可回避的社会问题。社会工作者对"三无"患者的干预包括以下几方面。

1.联系家属、朋友及单位

医务社会工作者通过应用其专业工作方法,通过与患者进行耐心的沟通交流,取得其信任,获取信息与社会资源,包括派出所、新闻媒体、社会福利机构、民政部门等。医护人员在为患者实施护理过程中应该充分了解并分析患者的社会支持情况从而调动一切有效的可利用的社会支持系统帮助患者,但由于当今医疗环境及人力资源的限制,这些工作往往无暇顾及或较难做好,医务社会工作者在可这方面帮助医护人员。

2.协助妥善安置患者

医务社会工作者可协助医护人员将患者转往专科医院,如将精神病患者转往精神病院,将弃婴转往社会福利院。同时,社会工作者还可以协助医护人员办理患者转诊过程的大量协调工作与相关手续,从而减轻医护人员的负担,将精力投入到急诊患者的救护中。对无需在医院治疗的特殊流浪者、生活不能自理的老年患者及需要康复的患者、福利机构不能接收的"三无"患者,社会工作者可通过联系、协调当地民政部门,将他们送至社会慈善救助机构、救助站、福利院以便节约医疗资源。

3. 联系社会资源

医务社会工作者作为资源的转介者和联系者,通过对患者及其家庭的实际情况进行评估,为确有需要的患者发掘、争取必要的社会资源。"三无"患者因缺乏身份证明,较难从医疗保障、大病救助等渠道获得支持,社会工作者应协助他们通过向社会组织、媒体等寻求帮助。

4. 给予心理安抚与心理支持

对于缺少他人关爱与家庭支持的"三无"患者,心理往往更加脆弱。社会工作者的陪伴与心理抚慰,以利于对医疗环境及过程产生安全感,更好的接受治疗。社会工作者在心理支持中应可采用"任务中心模式",确立有限的目标,使用正向引导,避免将问题扩大化。

课后思考

1. 手术焦虑有哪些干预方式?
2. 内科社会工作与外科社会工作相比,有何特殊性?
3. 什么是妇女儿童的保护性工作?
4. 社会工作者在儿科的工作可围绕哪些方面?
5. 举例说明急诊社会工作者的三种实务取向的工作内容。

案例讨论

1. 慢性病患者如高血压患者常常因情况好转而擅自减药或停药,请依据自我管理理论设计医务社会工作者的介入方案。

2. 从增能角度设计社会工作者对农村不孕妇女的社区工作计划。

参考文献

[1] 陈亮,江琳.癫痫患者院前发作致意外伤及相关因素调查[J].护理学杂志,2014,29(7):38-39.

[2] 陈玉平,刘雪琴.骨髓移植成年白血病病人的心理状态及心理干预研究进展[J].中华护理杂志,2004,39(5):363-364.

[3] 程黉,李建兵.整形美容外科心理卫生研究进展[J].中国心理卫生杂志,2000,14(1):69-70.

[4] 杜治政.医学的转型与医学整合[J].医学与哲学,2013,34(5):14-18.

[5] 付文彬,陈辞珍.176例整形美容受术人员体象心理研究[J].中外医疗,2008,27(7):16.

[6] 郭唯,王继华,朱礼昆,等.美容整形中个人心理因素分析及干预措施[J].中国医疗美容,2013,(4):93-94.

[7] 侯言彬.肾移植患者心理体验的研究[D].长沙:中南大学,2013.

[8] 季庆英.医务社会工作对长期住院患儿服务模式的现状与对策[J].中国医院,2011,15(11):71-73.

[9] 李明,汪玉宝.不孕不育心理支持治疗的研究进展[J].国外医学:计划生育分册,2005,24(2):54-56.

[10] 吕磊,马少林,伊奇中,等.美容整形受术者心理研究进展[J].现代生物医学进展,2006,6(11):135-138.

[11] 牛芳,章明明.手术焦虑的界定及认知行为心理干预研究[J].中国医药指南,2012,10(2):274-275.

[12] 万同玉,祝振兵.癌症患者心理干预治疗10年文献分析[J].中国临床康复,2006,10(42):137-139.

[13] 王芳,潘敏,朱海莲,等.糖尿病病友俱乐部健康教育模式效果评价[J].临床护理杂志,2011,10(3):14-16.

[14] 王静,杨屹,傅灵菲,等.计划行为理论概述[J].健康教育与健康促进,2011,(4):290-291.

[15] 王庆凯.脑瘫、自闭症儿童康复社会工作介入培训[J].社会福利,2010,(4):51-52.

[16] 王思萌.社会学视野下的抑郁症患者互助研究[D].北京:清华大学,2010.

[17] 杨静.家庭暴力干预培训系列教材——医务工作资源手册[M].北京:中国社会科学出版社,2004.

[18] 杨柳.团体心理治疗对乳腺癌改良根治术患者焦虑抑郁情绪和生命质量影响的研究[D].沈阳:中国医科大学,2008.

[19] 张伟.生物—心理—环境—人文医学模式探讨[J].医学与社会,2011,24(3):62-64.

[20] 张艳红,王丹,张红.整形美容患者行围手术期心理干预护理的临床研究[J].中国美容医学,2012,1(17):2271-2272.

[21] 张永华,关德志.尿毒症患者早期的心理特征及其心理护理[J].中国医药指南,2013,(14):368-369.

[22] 赵小樊,汪丽萍.整形美容手术中"90后"受术者的心理特征及护理体会[J].当代护士旬刊,2013,(6):125-126.

[23] 周意丹,李晓凡.国内手术焦虑的研究进展[J].中华行为医学与脑科学杂志,2003,12(1):119-120.

医务社会工作重要领域

YIWUSHEHUIGONGZUOZHONGYAOLINGYU

医务社会工作者的工作领域非常广泛,本章主要介绍医务社会工作在癌症患者、艾滋病患者、精神康复和社区服务四个领域的应用。癌症患者服务主要围绕临终关怀与悲伤辅导,艾滋病患者服务主要反映社会工作者在公共预防领域的工作,精神康复是社会工作者在康复领域的重要工作,社区健康促进是社会工作者基于健康而非疾病的实践及服务。

第一节　癌症患者的社会工作介入

癌症是我国目前主要的疾病致死因素,也是社会工作者需要面对的重要健康议题。癌症患者服务中临终关怀服务和悲伤辅导是最主要的部分。临终服务旨在为晚期癌症患者解除身、心、社的痛苦,维护他们生命最后的尊严;而悲伤辅导则是社会工作者为丧亲者提供的善别服务。

一、癌症的主要身心问题

(一)主要生理问题

肿瘤是机体在各种致癌因素作用下,局部组织的某一个细胞在基因水平上失去对其生长的正常调控,导致其克隆性异常增生而形成的异常病变。学界一般将肿瘤分为良性和恶性两大类,良性肿瘤对机体的影响较小,而恶性肿瘤由于分化不成熟、生长较快,浸润破坏器官的结构和功能,并可发生转移,因而对机体影响严重。恶性肿瘤除可引起与上述良性肿瘤相似的局部压迫和阻塞症状外,还可有发热、顽固性疼痛,晚期可出现严重消瘦、乏力、贫血和全身衰竭的状态。本章主要探讨恶性肿瘤患者的社会工作介入。

肿瘤病程因不同肿瘤类型而有所不同,肿瘤的分期大致上根据原发肿瘤的大小、浸润深度、范围及是否累及邻近器官、有无淋巴结转移、有无血源性或其他远处转移,确定肿瘤发展的程期或早晚。

在癌症治疗中,外科治疗是通过手术将癌症原发病灶及转移癌灶一并切除。外科疗法可分治愈手术,又称根治性手术,即术中切除全部的癌组织及区域的淋巴组织;非治愈手术又称姑息性手术,即术中未能切除全部癌组织。目前外科治疗是最主要,同时也是最有效的治疗方式。

放射治疗也称放疗,是用高能 X 射线、电子束或同位素杀死癌细胞,而不超过正常组织安全剂量。放疗有两个主要目的:一是杀灭癌症细胞,使患者痊愈;二是减轻患者症状,也称姑息治疗。放疗副作用的轻重取决于治疗的区域、放射野大小、剂量的多少、照射的方法等。部分患者会产生副作用,最常见的全身性副作用是疲劳及不适,有些患者会出现恶心、呕吐。

化学治疗简称化疗,是一种使用抗癌药物将癌细胞杀灭的治疗方法。目前,由于对癌症特性及化疗药物相互作用的了解,化疗已变成治疗癌症的常用方法。化疗的毒副作用是不可避免的,因为抗癌药物不仅破坏癌细胞,也可能损害正常细胞。

（二）主要心理问题

癌症患者因各自的文化背景、心理特征、病情性质对疾病的认知程度不同,会产生不同的心理反应。癌症患者可经历一系列的心理变化。

明确诊断后,患者震惊,表现为不言不语,知觉淡漠,眼神呆滞,甚至晕厥。继之极力否认,希望诊断有误,要求复查,甚至辗转多家医院就诊、咨询,企图否定诊断。但这一否定出现的时间出现较短。大多数时候患者表现出的是面对自己负面情绪的否定,表现出情感压抑。这类患者虽然会与他人谈论病情,但对于知晓病情后的害怕、孤独等情感却不愿涉及。对面探访者表现出轻松或自信,或不在乎,但在自处时常常出现失眠及强烈孤独感。

对于晚期癌症患者而言,情绪更为复杂,有学者将其称为情绪的"蜂巢",晚期癌症患者经常处于一种混合的情绪之中,包括愤怒、否认、忧郁、接受。失落是晚期癌症患者的主要情绪之一,患者常常体验到自我认同、自己和他人关系、身体功能,以及基本生理需求的丧失。他们恐惧也更为复杂,包含了对未知、孤独、悲伤、失去身体、失控、痛和受苦、失去亲人、退化的恐惧。患者在末期,特别是男性,呈现出自我封闭、与外界隔离,逐渐从现有生活中撤退,丧失对自己的健康状况或外界的关心,常常让家属感到被拒绝、被排除而痛苦。

二、晚期癌症患者临终关怀

（一）临终关怀服务的发展

临终关怀是对救治无望的患者进行临终照护。临终关怀不同于安乐死,即不促进也不延迟患者死亡。其主要任务包括对症治疗、家庭护理、缓解症状、控制疼痛、减轻或消除患者的心理负担和消极情绪。它以提高患者临终生命质量为宗旨。

随着疾病的变化及科技医疗的进步,世界卫生组织于2008年将临终关怀定义为"当患有生命受威胁之疾病,协助患者及其家属增进其生活质量,借由预防缓解痛苦及完善的评估,同时协助治疗疼痛或其他症状及其他身、心、灵、社会之相关问题,以达到患者与家属增进生活质量的目标"。

欧洲及北美洲临终关怀服务已发展了30多年,但现代临终关怀服务起源于英格兰,桑德斯博士将护理学、医学和社会学等学科的知识结合起来照顾癌症末期的患者,使她们能够安详地走完人生最后一程,并于1967年在伦敦创办了第一座临终关怀护理院——圣·克里斯多弗临终关怀院。

国内对于临终关怀(hospice)存在不同翻译,香港称灵性照顾、台湾称善终照顾。目前国内的临终关怀服务从1988年7月天津医学院临终关怀研究中心成立以来,随后在天津、北京、上海等大城市建立了附设在综合医院、癌症医院、护理院等医疗机构的临终关怀病房或病区。1998年,在李嘉诚先生的倡导和资助下,汕头大学医学院第一附属医院创立了中国内地第一家"宁养院",以贫困晚期癌症患者为服务对象,通过家居服务、咨询服务、门诊服务等方式免费为患者及其家属提供镇痛治疗、心理辅导和宁养知识推广等服务,帮助患者平静安详地走完人生。

（二）临终关怀的目标

桑德斯为临终关怀定下五大目标。一是内心冲突的消除。二是人际怨恨的消除。患者到临终时可能以不同的眼光看待与他人的关系，这是个和解的时刻。协助联系想要和解的人，或协助家属与患者的和解。三是特殊心愿的实现。四是未竟事情的安排。如交代自己挂心的事，安排想见面的人，完成需要处理的事，撰写遗嘱，或对自己的一生忏悔。五是与亲朋好友的道别。让患者摆脱死亡的阴影，正面地对待生命的最后旅程，安适而平安地与家人朋友度过一段温馨的时光。

学者杨克平 2008 年对于宁养理念曾提出九项目标：有效的疼痛与症状控制乃是第一要务；照护之重点在于提高患者的生活质量及提供一种舒适与尊严的死亡；照护工作由一组不同专长的人员共同提供，包括医师、护理师、社会工作者、护理助理员、物理治疗师、药师、营养师、神职人员、咨询人员与受过训练的义工等；宁养疗护所关切的是患者整体的需要、身体、情绪、社会与灵性及整个家庭系统的健全，因为疾病是家庭的事不是个人的事，家庭在临终患者的照顾里扮演极其重要的角色，对生活质量的提高有着密切的关系；尊重患者的任何选择，鼓励居家临终照顾；提供每日 24 小时，每周 7 天的持续性照顾；视死亡为生命自然过程中的一部分，因此不刻意加速或延长死亡过程；对亡者家庭的哀伤辅导至少需持续 1 年。

三、临终关怀理论及方法

（一）身心灵理论

临终关怀旨在为患者及其家属提供"五全"照顾，即全人、全家、全程、全队、全社区的照顾。全人照顾指除身体症状外，提供社会、心理、灵性的全面照顾；全家照顾即除照顾患者外，也照顾家属，解决体力、心理、悲伤等问题；全程照顾指从患者接受安宁疗护，到患者去世后为家属提供悲伤支持；全队照顾包括医师、护士、社会工作者、心理师、宗教人员等跨学科团队；全社区照顾即结合社区资源、义工，共同照顾患者及其家属。

20 世纪 90 年代初，香港大学社会工作系陈丽云教授开始运用中国传统哲学思想和中医理论中行之有效的部分来帮助改善癌症患者的心境并从这种治疗模式中开创了"身心灵互动健康模式"。该理论认为人的生命是由身体、心理和精神构成的；人的身体、认知、情绪、社会关系及对生命意义的追寻不是互相孤立的，对于躯体疾病不适都应当从整体角度进行调节。

"身心灵社"是临终关怀全人照顾的四个维度。晚期癌症患者在这四个方面都存在不同的问题。①身体方面，存在疼痛、恶心呕吐、呼吸困难、虚弱、食欲缺乏、吞咽困难等。②心理方面，患者始终有不确定感，有人想要确知，有人却宁愿保持不确定、过去未消化的恩怨情结浮上心头、害怕成为家人的累赘与负担、害怕失去自主能力而任人摆布、患者会有突然被淹没，无法再承受的感觉、害怕孤独、舍不得及放不下心爱的人、希望交代未了心愿、希望交代遗志遗物、道别。③灵性方面，患者对于过去，有未完成的心愿、不满于先前的成就、未舒解的罪恶感；对于现在，因个人能力丧失感到痛苦，如身体形象、身体功能、智力功能、社交功能、个人吸引力等；对于未来，感到无望、无用、无意义、深受死亡念头困扰。④社会方面，患者常常面临经济困难，照顾者能力不足，后事未安排等困境。

身心灵健康的培养可经由以下途径。①在身体方面，协助患者培养健康生活，保证均衡的营养,增强体质,改善情绪。②在心理方面,进行心理放松,调节心境,进行情绪调节练习;促进自尊,增进自我接纳的信心。③在精神灵性方面,确立生活目标,思考人生的真谛,建立有意义的人生目标,培养健康生活的信心和信念。

从身心灵社整合的角度,社会工作者可以从以下方面进行干预。①生理方面,进行症状的控制,特别是有效控制疼痛,可以提高患者的生活质量,是患者生命意义的基础。②心理方面,协助患者完成自己的心愿,使患者无遗憾地走完自己的一生;同感患者、引导患者正向思考,相信生命最后的时光仍有价值,探索受苦及死亡的意义,使患者有力量面对。③社会方面,加强患者的支持系统,来自亲人、朋友及社会的关心可增强患者生活的信心与勇气;改善社会保障体系,减轻患者对家庭的担心。④灵性方面,可使用生命回顾法,帮助患者回顾并发现自己的付出、责任、使命和成就,肯定其生命意义;尽力追求人性化的整体照顾,极力提升患者生活品质与死亡品质,让他们获得善终,追求生死两相安;重要的是活在当下,过好每一天,让有限的生命活出无限的意义;追求宗教信仰可能也是增强患者生命意义感的一种途径。

身心灵理论强调生命可贵,认为探索生命的意义非常重要。身心灵互动健康模式的目标是强调个人的优点和能力,给予他们快乐的体验,并加强或重建受助者的自信心。因此在群体中,重视用画画、唱歌、跳舞等,让组员在短时间内得到感性的、快乐的经验。此外,在指导者的关注和启发下,或通过介绍他人战胜痛苦的经验,可以向受助者传递信息、灌注希望,了解生命中的困境是可通过对困境的认识而改变的。而一些关于生命本质、生活意义的探讨,也可以帮助受助者进行深入的反思,促使他们建立有意义的生活目标。

(二)临终关怀具体工作

维持患者、患者家属、医疗工作人员之间良好的沟通关系。医学一直将死亡当做医学的敌人,经常强调要不惜一切代价挽救患者的生命,这极易导致医护人员将关注的重点放在患者的病情上,医务人员繁重的工作也使得他们只能重点关注患者的病情,以致忽视了对患者及其家属的心理需求。所以,作为一名医务社会工作者,必须主动和患者及其家属沟通,敏锐地察觉患者及其家属的情绪并且了解他们的需求,并将这些情况及时反映给医护人员,同时,传达医护人员对患者及其家属的希望和要求,做三方的桥梁和中介。

帮助患者及其家属宣泄不良情绪。临终患者由于躯体受疾病的折磨、心理上对死亡的恐惧等原因,容易产生不良情绪,而患者家属由于面临着巨大的经济和心理压力也容易产生各种负性情绪,社会工作者可以运用专业的方法协助他们适当宣泄不良情绪的同时输入希望。对于晚期癌症患者而言,社会工作者一方面要协助患者接纳死亡,另一方面也从提升生活质量、延长生存时间、善终等方面注入希望。并且鼓励患者和家属之间相互支持,共度生命中剩余的美好时光。

协助患者重新体会自己生命的价值。医务社会工作者可以运用老年社会工作中的怀旧、生命回顾等方法协助患者回顾自己生命中比较自豪、比较独特的经历或者回顾自己一生中所有,或失败,或成功,或无奈的事,让患者在回顾中体会到生命意义及自己存在的价值。

适时与患者及其家属谈论死亡,以降低他们对死亡的恐惧。医务社会工作者一定要让患者及其家属意识到,其实死亡是一个很自然的过程,它也属于生命构成的一部分。我们所说的尊重生命,也包括尊重死亡。社会工作者强调"正向分离",协助患者及家庭认识死亡分离除了充满焦虑、痛苦、害怕、悔恨、不舍,它也可以坦然、有准备、感恩和祝福,从正面降低临终患者对死亡的焦虑感和恐惧感,使其可以坦然面对死亡。

对逝世患者家属的悲伤辅导。患者的逝去对亲人来说是痛苦的,意味着丧亲者和逝者从此阴阳两隔,这时候,家属陷入悲伤之中是人之常情,医务社会工作者的任务是引发患者家属正确的悲伤,因为病态的悲伤对家属的身心健康及未来的生活有极大的损害。医务社会工作者可以帮助家属正确认识悲伤,鼓励家属在一定时间后将情感从逝者身上转移,逐步步入正常生活。

资源的整合利用。临终关怀服务本身还会涉及医院资源、社区资源、社会资源的利用,所以,医务社会工作者一定要最大限度的提高资源的整合和利用率,尽最大努力满足患者及其家属的要求。

四、悲伤辅导

悲伤辅导主要是为了解决因死亡事件所带来的丧亲者的不幸。悲伤辅导是协助丧亲者有适当表达情绪的空间和时间。有学者认为悲伤辅导是协助人们在合理时间内,引发正常的悲伤,并健康地完成悲伤任务,以增进重新开始正常生活的能力。有的则将悲伤辅导定义为针对哀恸者进行的心理复健的过程,或称情绪辅导。综上所述,悲伤辅导是负责帮助遗属合理地疏解悲伤情绪,使之顺利过渡到日常生活状态。悲伤辅导并不是帮助遗属克服和抑制悲伤情绪,而是合理地疏解遗属的悲伤情绪,以免影响其健康及带来其他不幸。

(一)丧亲者的悲伤反应

丧亲者在不同的悲伤阶段会有不同的生理反应、认知反应、感受反应、社交及行为反应。生理方面,丧亲者在丧亲悲痛事件后的 20 分钟或 1 小时之后,会出现生理上的痛苦症状:麻木、喉咙发紧、呼吸不顺、恶心、疲弱无力、头痛、头晕目暗、对噪音的过度反应、肌肉无力、心痛紧张或与逝者相似的病症。学者们称这些身体上的痛苦感觉为剧痛群。而这种剧痛群有时会持续到两个星期之久。认知方面,丧亲者不相信死者的死亡、思绪纷乱、精神难以集中、健忘、全神贯注于思念死者和濒死的影像、不断追忆与逝者的往事、自杀念头等。情绪上,丧亲者情绪表现为忧郁易哭、内疚、孤寂、无助、退缩、失望、自怜、痛苦、罪恶感、被遗弃与愤怒、绝望。最后是行为上,丧亲者出现睡眠失常、食欲反常、心不在焉、社会退缩、梦魇中梦见死者、常叹气、哭泣、寻找逝者的踪影、与逝者对话或保留死者的遗物的完整性。

哀伤是一种时间的过渡,可分为四个时期。①麻木僵化期(数小时至 1 星期),这一阶段的主要反应是否认、不信、思维变得迟缓、麻木、抽离、梦幻般的状态。社会工作者应允许及接受情感爆发,鼓励参与悲痛仪式。②追思搜寻期(1 星期至 3 个月),主要反应是愤怒、讨价还价、退缩、无限的忧伤与思念。这一阶段丧亲者会将逝去者理想化,回忆并再现与逝者的关系,放弃与逝者原有的关系,以及对世界原有的假设。社会工作者应协助消除当事人对死者不当的理想化或丑化,引导回忆,对纪念日与节日特别注意关怀,鼓励身体检查。③瓦解绝望期(3 个月至 6 个月),这个阶段丧亲者已面对失去亲人的事实,出现的反应是孤独、茫然及绝望。鼓励丧亲者继续参与先前的活动,不鼓励重要的生活变迁;运用社区资源予以支持。④重整复原期(6 个月至 2 年)。这一阶段丧亲者会逐渐恢复正常,专注力有内在伤痛渐渐转移到外在世界,学会接纳生活里许多不可逆转的改变。有的人开始建立新的关系,有的还会延续逝者的兴趣或未完成的梦想。有的人一生之中都会沉浸在哀伤中无法恢复,其间可能会倒退到前面任何一个阶段。社会工作者应适当的鼓励其介入新的活动,结交新的朋友与培养新的兴趣。

(二)悲伤辅导的任务

协助丧亲者接受失落的事实。丧亲者常见的否认形式有对死亡事实的否定,如木乃伊化、将小孩视为死者情感的替身、对失落意义的否定,如说对方不重要、选择性遗忘等。社会工作者应给予丧亲者时间,接受事实,面对失落。同时葬礼或告别式具有帮助丧亲者接受事实的作用。

陪伴丧亲者经历悲伤的痛苦。对于丧亲者而言没有痛苦是不可能的。丧亲者回避体验感觉是否定该任务的表现,如喝酒麻痹自己、停止思想、将去世的人理想化。社会工作者应协助丧亲者面对及接纳自己的负面情绪,并可利用空椅子、绘画、分享等方法协助丧亲者将痛苦表达出来。

协助丧亲者重新适应一个逝者不存在的新环境。丧亲者不仅需要调整角色,还需要调整自我概念,乃至调整个人的世界观。丧亲者常常出现对抗,以避免因自己开始遗忘逝者所产生的内疚感,比如不去适应失落、不去发展生存的技巧、从世界退缩而不面对环境的要求。

协助丧亲者将情绪的活力重新投注在其他关系上。丧亲者通常以放弃爱与被爱的感受与权利的形式,保持自己与逝者的感情联系。社会工作者任务不是促使丧亲者放弃与逝者的关系,而是协助他们在情感生命中为逝者找到一个适宜的地方,使他们能在世上继续有效的生活。

西方国家有研究者认为,给丧亲者提供悲伤辅导是一个帮助其从事件中修复心灵损伤的有效方法,是帮助丧亲者重建自信的一个自我叙述过程,社会工作者应澄清丧亲之痛的程度;构建生命故事主题的信念;分析丧亲带来的心理和生理影响;诊断与整合创伤记忆;丧亲意义重构。

(三)意义治疗

悲伤并不一定是纯粹消极的东西,尤其是和死亡事件相联系的悲伤。悲伤往往是主体因死亡事件而诱发的不自觉的反省所伴随的一种心理情绪表征。因为,死亡事件往往逼迫与之相关的人反思生命的价值与人生的意义。美国当代著名的悲伤与治疗学专家爱娃·萧女士认为:它(死亡)威胁我们的存在,威胁我们对生命深层次的理解。它激发我们去质问生命的特定本质和意义。死亡作为一种人生特定的终极事件,它必然要涉及人生意义的拷问。而悲伤则包含着对人生和生命的一种消极回应。因此,要达到悲伤辅导的预期效果还需要社会工作者对悲伤者进行人生意义和人生价值的合理引导。

奥地利著名心理学家弗兰克尔的意义治疗学有助于社会工作者在悲伤辅导中协助丧亲者面对生活。弗兰克尔以意志的自由、求意义的意志、生命的意义作为三个重要的理论支撑点,突出强调治疗对象作为主体的自由、责任及其精神向度,将之视为完整人格所需具备的三个基本特征。此外,弗兰克尔还提出了去反省、矛盾意向等意义治疗的技巧,具有极强的实用性和可操作性。

在此基础上,他提出人有三种途径可以发现生命中的意义:在我们的创造性工作之中发现我们给予生命;在我们对价值的体验之中我们可以从世界中获得的;在诸如不治之症等悲剧性的事实面前体验我们可以对无法改变的命运采取立场。作为一个有限存在者,毕竟还有很多事情超出人力所及之外,我们不能够改变客观世界或者客观事实,但是可以通过发挥自由意志改变主观世界。这也就是他所说的三种价值:创造的价值、体验的价值、态度的价值。在这方面,人具有三种潜力:把痛苦转化为成就;从内疚之中获得完善自我的机会;从生命的短暂性中获取对行为采取负责任的态度。

悲恸的人无法自已地想着已故的人,觉得自己被迫去触摸故人的一些东西,反复地想着故人死亡的细节,而无法控制自己的思绪。这些思绪无可避免地一再回到故人的记忆或者死亡上。这种无法抑制的自我反思的冲动,弗兰克尔称之为过分反省。针对悲伤过程中的过分反省现象,社会工作者应当有意识地鼓励悲伤遗属去想或做他们问题以外的事情。环境条件虽然不可改变,死亡的事实也不可抗拒,但是社会工作者可以帮助他们寻找集中注意力的事物。注意力的改变是导致生活中的核心意义变化的关键。只有这样,遗属才会发现新的生活意义、确立新的生活目标。

矛盾意向实际上是指,当人为某一顽固的想法纠缠,或者深受某一症状困扰的时候,他所作的不是和这种想法或症状作斗争,而是利用与之斗争相反的想法或行为,以达到消除症状的目的。在悲伤辅导中,社会工作者并不是和悲伤遗属组成坚定的联盟去战胜悲伤情绪,尤其是针对长期无法克服悲伤情绪的遗属。这时候,应当鼓励遗属放声大哭或者仔细倾听遗属对其不幸的诉说。这种与克服悲伤情绪相反的途径恰恰可以更好地达到消解悲伤情绪的目的。因为,在这种矛盾意向的应用过程中,悲伤遗属不知不觉地放弃了与自身克服悲伤情绪的强迫性观念作斗争,从而能够集中注意力实现与悲伤情绪的隔离。

第二节　艾滋病的社会工作介入

艾滋病是全球健康的重要问题,越来越庞大的感染者和感染途径的多样化给社会工作者带来了前所未有的挑战。艾滋病领域的社会工作主要集中在艾滋病感染者的身心服务,艾滋病患者的社会支持与临终关怀,面向艾滋病高危人群的公共预防服务和面向全民的艾滋病反歧视工作。

一、艾滋病主要身心问题

(一)主要生理问题

艾滋病是一种危害性极大的传染病,由感染艾滋病病毒引起。艾滋病是一种能攻击人体免疫系统的病毒。它把人体免疫系统中最重要的 T 淋巴细胞作为主要攻击目标,大量破坏该细胞,使人体丧失免疫功能。因此,人体易于感染各种疾病,并可发生恶性癌症,病死率较高。

艾滋病的传播途径包括了同性及异性之间的性接触;输入污染了艾滋病病毒的血液或血液制品;静脉药瘾者共用受艾滋病病毒污染的、未消毒的针头及注射器;共用其他医疗器械或生活用具也可能经破损处传染等;感染了艾滋病的母亲在产前、分娩过程中及产后不久,将艾滋病病毒传染给了胎儿或婴儿。

艾滋病分成四个时期。Ⅰ期急性感染期,此时血液中可检出病毒和抗原。Ⅱ期无症状感染期,也称为潜伏期,此期由原发艾滋病感染或急性感染症状消失后延伸而来,临床上没有任何症状,但血清中能检测到病毒,具有传染性。此阶段可持续 2～10 年或更长。Ⅲ期持续性全身淋巴结肿大综合征,主要表现为除腹股沟淋巴结以外,全身其他部位两处或两处以上淋巴结肿大。一般持续肿大 3 个月以上。Ⅳ期艾滋病会出现以下表现:体质性疾病,即发热、乏力、不适、盗汗、厌食、体重下降,慢性腹泻和易感冒等症状。在神经系统症状方面,出现头痛、癫痫、进行性痴呆、下肢瘫痪等。出现严重的临床免疫缺陷,出现各种机会性病原体感染,甚至因免疫缺陷而激发癌症。艾滋病有较长的潜伏期,因此许多感染者没有及时发现病情,从而扩大了感染人群。

目前在全世界范围内仍缺乏根治艾滋病感染的有效药物,现阶段的治疗目标是最大限度和持久的降低病毒载量;获得免疫功能重建和维持免疫功能;提高生活质量;降低艾滋病相关的发病率和死亡率。艾滋病的治疗强调综合治疗,即"鸡尾酒疗法",包括一般治疗、抗病毒治疗、恢复或改善免疫功能的治疗等。

(二)主要心理问题

艾滋病感染者及患者的心理压力主要来自于艾滋病对生命的威胁,以及被视为"特殊群体"差别待遇。一旦被确诊为艾滋病,患者的反应通常是强烈的震惊或否认,接着患者可能会陷入"生存困境"中,而出现焦虑、忧郁、苦恼,或陷入"必死"惶恐中。

从过程来讲,与一般癌症晚期患者不同,艾滋病患者在确诊后,除了面对致命疾病外,还有随之而来的"同性恋""滥交""吸毒"等标签,大众异样眼光、排斥,而使患者在重新整合或调适个人价值观与目标的过程中更加困难。患者在现实生活中往往表现出人际敏感,自我隔离。开始治疗后,患者情绪往往随着疗效症状改善与否而起伏,有时乐观、希望增加,但症状复发或演变成慢性症状很快地会打断这种乐观。而经历身体功能恶化、外观改变、个人目标受阻等心理压力,会导致他们自尊心降低,对身体症状敏感度增高,过度警觉,这种持续害怕的过程常造成情绪急躁、慢性忧郁或焦虑。大部分患者在此时期,希望重新建立与家属、朋友间的联系,获取社会资源帮助,寻求医药信息、专家转介或其他代替性治疗,或详加审视过去的性经验、吸毒史、生活模式,对目前行为加以自发性的约束与克制。当病情恶化时,患者开始与医护"讨价还价",如"让我活到我孙子出生"等,并开始做死亡准备。社会工作者在此时应协助患者对此做深入的思考,如急救处置、是否插管、遗产分配、后事安排等问题。

艾滋病相关人群也会出现强烈的心理反应。一方面是高危人群反应方面。艾滋病高危险人群涉及性伴侣多的异性恋者、同性恋者、吸毒者等。在考虑或接受艾滋病检测期间,高危险人群常常在感受到艾滋病风险时,出现过度关注身体症状及情绪障碍。其中部分高危者的反应可能只是对大众传媒的相关报道、个人熟识者感染或死于艾滋病消息,或轻微身体不适的一种反应,随着不适消失、时间经过,或医师给予建议、澄清、保证,就足够安抚其担心。研究发现,担心隐私泄漏、害怕被排斥和可预期的情绪压力,通常是高危险人群拒绝艾滋病检测的原因。但实践中也存在高危人群因内疚于过往性经验而产生对艾滋病的疑病症,反复进行艾滋病测试。另一方面是医疗人员反应。随着患者数目的快速增长,高危险人群的多样化,部分医护人员也对艾滋病产生警戒和恐慌心理。常见的反应有过度恐惧、防护措施使用不当如面具等,或因害怕传染而明显忽略患者需求,拒绝帮患者抽血、处理体液等。

有时医护人员对患者的同性恋行为或一般传统观念中的偏差行为,有害怕、气愤或过度同情的反应,或由于宗教、文化上的偏见而忽视患者的需求。

二、艾滋病治疗的社会工作介入

(一)中国艾滋病治疗及救助政策

2003年,我国政府提出了"四免一关怀"政策,"四免"分别是:①农村居民和城镇未参加基本医疗保险等医疗保障制度的经济困难人员中的艾滋病患者,可到当地卫生部门指定的传染病医院或设有传染病区(科)的综合医院服用免费的抗病毒药物,接受抗病毒治疗;②所有自愿接受艾滋病咨询和病毒检测的人员,都可在各级疾病预防控制中心和各级卫生行政部门指定的医疗等机构,得到免费咨询和艾滋病病毒抗体初筛检测;③对已感染艾滋病病毒的孕妇,由当地承担艾滋病抗病毒治疗任务的医院提供健康咨询、产前指导和分娩服务,及时免费提供母婴阻断药物和婴儿检测试剂;④地方各级人民政府要通过多种途径筹集经费,开展艾滋病遗孤的心理康复,为其提供免费义务教育。"一关怀"指的是国家对艾滋病病毒感染者和患者提供救治关怀,各级政府将经济困难的艾滋病患者及其家属,纳入政府补助范围,按有关社会救济政策的规定给予生活补助;扶助有生产能力的艾滋病病毒感染者和患者从事力所能及的生产活动,增加其收入。

(二)社会工作的介入

艾滋病患者面临的首要问题是医疗问题。在个人医疗方面,社会工作者可以为艾滋病患者提供各种服务。比如,社会工作者可以帮助艾滋病患者积极的接受治疗;为艾滋病患者提供专业的心理辅导,改善其心情和治疗信心;对患者进行长期的跟踪和后续治疗等。

一个家庭中如果有人患上艾滋病,整个家庭的生活方式都需要重新调整,家属也会存在如焦虑、沮丧、恐惧等负面情绪,在社会交往中也会遭遇各种歧视、漠视及排斥。社会工作者一方面可以对患者的家庭成员进行心理辅导,帮助解决其心理问题;另一方面也可以尝试唤起家庭的凝聚力,鼓励家庭成员团结起来共同面对困难。

目前,我国民政部门和医院等机构承担了艾滋病患者的救助工作,专业社会工作者则介入较少。社会工作者可以利用社区资源为艾滋病患者提供救助,动用社区资源为患者服务;也可以动员社区志愿者开展社区反歧视艾滋病患者的关怀服务等。

目前,我国与社会政策相关的利益表达机制还不完善,社会工作者不仅可以为艾滋病患者提供各种实际的救助,而且还可以研究和参与社会政策的制订,促进艾滋病救助政策的落实,为艾滋病患者争取合法正当的权益。

三、艾滋病预防的社会工作介入

(一)高危人群及高危行为干预

所谓"高危"是对艾滋病病毒感染的危险度而言的。高危行为是指容易引起艾滋病病毒感染的行为,具体的高危行为包括通过性途径的高危行为;通过血液途径的高危行为;通过母婴途径的高危行为。

高危行为干预的主要目标人群为:性工作者、性病患者、吸毒者(多伴有高危性行为)、大型工程、建筑工地和流动人口居住地区的长期外出打工人员或外来务工人员、主动接受艾滋病检测和咨询的人员及艾滋病病毒感染者(患者)及其配偶(性伴)。

高危行为干预的主要措施包括以下几方面。一是小媒体宣传,对目标人群采用"面对面"培训、发放小媒体(如折页、张贴画、小画册、录像带、光盘)等方式开展预防艾滋病知识的健康教育与宣传,提高目标人群防治知识知晓率和自我健康保护意识,并改变高危行为和求医行为。二是同伴教育,在目标人群中选择态度积极并有影响力的人作为同伴教育者,进行预防知识强化培训,鼓励他们以适合该人群的方式,通过一对一或多个同伴之间的交流,宣传艾滋病、性病预防知识,传授正确使用安全套、拒绝危险性行为等技能。三是外展服务,选择目标人群较为集中的地区,或通过在营业性娱乐场所内及附近开设健康咨询门诊等方式,为高危人群提供宣传教育、咨询、医疗和安全套供应等干预服务。四是安全套的推广与正确使用,在娱乐场所附近设立安全套自动售货机,提高安全套的可及性。通过有针对性的健康教育,教会目标人群正确使用安全套,促进目标人群每次性行为都全程正确地使用安全套。五是规范性病诊疗服务和生殖健康服务,为目标人群提供包括性伴追踪、病症处理、咨询与健康教育相结合的规范化性病诊疗优质服务,做到早诊断、及时规范治疗,减少艾滋病、性病传播的危险。六是有关场所干预,在性病诊所、自愿咨询检测点、美沙酮治疗门诊、针具交换项目点等均应放置预防艾滋病宣传品、播放宣传教育片、开通热线电话,提供免费咨询、医疗转介服务,并免费发放安全套。

(二)同伴教育

同伴教育发源于澳大利亚,流行于西方国家。经过近十几年的发展,已经成为一种在社会发展领域内广泛采用的培训方法。世界卫生组织已经确认同伴教育项目是改变人们行为的一种有效方式并已成为全世界艾滋病预防的主要措施之一。近年来,同伴教育已被广泛运用于高校大学生,普通人群,乡村医务人员,吸毒人群,提高他们艾滋病预防知识、技能等。

同伴教育是指将具有相近年龄、背景、生理、经历、体会、社会经济地位及相同性别等特征,以及具有共同语言的人组织起来,一起分享信息、观念或行为技能,通过同伴教育者来唤起身边同伴的心灵共鸣,以实现教育目标的一种教育形式。同伴教育的本质特征在于教育者与被教育者之间是一种相互融洽、有信任感的同龄伙伴,如同学、朋友、病友等关系,因而便于通过人际交流与信息反馈,相互分享生活中有用的经验和做法。

人们通常愿意听取年龄相仿、知识背景、兴趣爱好相近的同伴、朋友的意见和建议。青少年尤其如此,特别在一些敏感问题上,青少年往往能够听取或采纳同伴的意见和建议。同伴教育是利用人们的趋众倾向进行教育的方式,通常首先对有影响力和号召力的同伴教育者进行有目的的培训,使其掌握一定的知识和技巧,然后再由他们向周围的人传播知识和技能,甚至向更广泛的范围传播,以达到教育的目的。它主要采用小组讨论,游戏,角色扮演等参与性强和互动性强的方式进行培训。参与的人主要是年龄相仿、知识背景、兴趣爱好相近的同伴和朋友。同伴教育的培训中,侧重于态度的讨论和技能的培训,而不是知识的传授。其中主持人的角色不是教师,而是话题讨论的引导者,启发大家就共同关心的话题提出建议。主持人侧重正确知识和核心信息的传达,而不将知识的讲解作为重点。

同伴教育的类型分成正规同伴教育和非正规同伴教育。正规同伴教育,每期同伴教育培训围绕具体的问题按计划举办,一般以分组的方式,有固定的活动和目标。在一个小组内,同伴教育者以教育者的身份出现。非正规的同伴教育,指在朋友、社会群体和网络中进行的同伴教育。同伴教育者以同伴的身份告诉朋友自己在培训中学到的某些内容或问题，这些话题没有事前的组织或计划，可以从一个特定的问题开始，讨论可以在午餐时间、朋友聚会时、在宿舍、家里等任何合适的时间和地点进行。

中国红十字会在预防艾滋病上将同伴教育分成三个阶段。首先是评估阶段，向患者及其家属介绍同伴宣传员，引起对示范者的关注，建立良好的信任合作关系，如给予最新的艾滋病知识手册，主动关心和慰问患者的病情和服药情况，鼓励和帮助患者宣泄。其次是参与对话阶段，针对患者及其家属存在的艾滋病相关问题展开讨论，鼓励患者陈述自身感受。对患者和家属最关心的问题和主题，提供专业指导，准备相关信息资料。同伴教育者介绍自身的经验，引导观察性学习。再者是自我赋权阶段，对有关问题的有效应对，进行分享与讨论。向被教育者阐述基本应对技能的掌握情况，给予相应的鼓励和奖赏，并进行分析和改善。协助被教育者运用反思对行动进行评价，自我管理自身的疾病。促使被教育者作出计划，并实施行动。

大量研究及实践证明，同伴教育在增强信息传递的可信度、提高教育的有效性和促成失范行为的修正等方面是其他传统教育方法所无可比拟的，特别对于自身缺乏改变动机，运用传统教育方法难以接近或奏效的人群有更好的效果。同伴教育较之于传统方法成本低，效果更好，它遵循了人们习以为常的分享知识和技能的方法。同伴在传授信息方面比专业人员更有优势，因为人们更认同他们的同伴。同伴教育者能充当正确行为的典范，影响受教育者，在与受教育者的持续接触中强化对受教育者的影响，同时也会使自身受益。比如戒毒是预防艾滋病的重要工作，社会工作者组织成年戒毒者在儿童或青少年之间公开讨论毒品滥用行为的危险性和替代方式，或构建积极的群体凝聚力、归属感和交往技能，从而宣传预防知识，也帮助成年戒毒者戒除毒瘾，恢复其正常的社会功能。

第三节　精神康复的社会工作介入

精神康复是医务社会工作最重要的分支，为精神康复者和其照顾者提供情绪、职业等多种康复服务。社会工作者的发展将治疗的重点放到了社区，社会工作者在精神健康领域主要专注于社区康复，协助精神康复者回归社会，并消除社会歧视。

一、精神康复及相关理论

精神健康领域的社会工作者也被称为临床社会工作者。临床社会工作以治疗角色和预防角色为主，两者相辅相成、紧密联系。精神健康社会工作者主要作为心理治疗师和个案管理员参与其中。社会工作者依据人类行为理论、各种诊断、多样的治疗模式及相关的实践效果研究结果去诱变，提高案主的心理社会功能，并修复他们的环境。或通过促进赋权，让案主通过自我决定的活动提高其胜任感。

传统意义的康复服务与三级预防的内容密切相关，指疾病一旦发生后采取各种综合措施，尽量减少疾病对患者各种功能的影响；并通过针对性功能训练，补偿患者已经引起的生理、心理和社会适应的功能残损、残疾和残障；恢复患者的学业、职业、人际交往、生活自我料理等病前社会角色功能。当代概念的康复，已拓展到"调整周围环境和社会条件"的层面，还包括纠正和处理疾病继发的观念、情绪、行为的紊乱,即心理健康的促进;尤其是将提高生活质量、实现"平等机会"和"社会一体化"列入了康复的总目标。

一级预防的目标是控制精神障碍的诱因,降低精神疾病患病率。社会工作者工作焦点是筛查社会及社区内不良病源,对潜在的生理原因、环境原因和心理原因进行研究。如果研究显示某些群体具有发生特殊问题的高风险,社会工作者就要针对这部分人口进行教育等预防性干预。一级预防主要是提供包括食品、住房等物质的支持、社会关系恢复等心理社会支持,以及良好文化价值、习俗和期望所营造的社会文化支持。

二级预防旨在降低社区内的实际发病率并缩短个人的持续时间,从而防止问题的恶化。这一层次的干预方式有早期明确、评估和干预等,快速而有效的个人、家庭和小组工作常用于二级预防。

三级预防是将严重精神患者的功能恢复到尽可能高的水平并防止并发症。三级预防焦点是社区、案主和社会支持网络。社区层面致力于倡导和社区教育,以降低歧视、无知及其他康复环境障碍。

区别于传统的院舍康复或工场康复,社区康复的相关机构和部门的工作原则包括有以下几点。

1. 倡导综合性服务

社区应以不同强度提供康复服务,从外展计划到门诊服务,从日间治疗到住院服务,同时提供心理治疗、社交技巧训练、职业康复等多种服务。

2. 强调照顾的持续性

旨在防止案主在复杂的、分裂的和官僚式的服务提供系统下陷入无人照顾的缝隙中。社会工作者要将不同的服务部分进行衔接,如案主离开医院应与社区康复体系进行对接,社会工作者要保证服务连接并有效。

3. 坚持多学科小组参与

小组由精神科医生、心理学家、护士、社会工作者、职业训练员及其他人员组成。多学科的小组使各类成员贡献知识、技能和视角,从而有可能形成对案主的整体理解,并提供多层次的服务。

4. 提倡去机构化

去机构化倡导适度使用医院,医院仅针对急性恶化的患者,使他们情况稳定。同时对社区精神患者进行跟踪治疗。发展社区服务以替代机构化服务。

二、精神康复者的社会工作介入

(一)身心社评估

生理信息来自于医生和案主的自我报告,社会工作者通过询问案主的营养、运动、睡眠和药物使用情况而评估案主的健康。社区还需要询问案主的健康服务使用情况,以确定是否有阻碍服务使用的因素,如经济等。

社会信息主要评估社会关系的功能,包括家庭及其他重要关系,文化或所属群体,社会支持,社会环境的压力。特别是精神康复者的监护问题,需要被社会工作者重点关注。

心理信息包括案主的症状和心理测评,社会工作者应着重发现案主的心理力量,如守时、整洁等,作为优势因素用于改善问题。社会工作者还应关注案主的应对机制,用于协助案主控制情绪、防止感情崩溃、赋权案主提升。

（二）个案管理

个案管理是一种提供服务的方法,它是由专业社会工作者评估案主的需求,并安排、协调、监督、评估和倡导一套包含多种项目的服务,以满足特定案主的复杂需求。个案管理是联结和协调各种不同服务体系的运作方式,用以确保运用最完善的方式来满足服务对象被照顾的需求。在精神康复领域,个案管理有助于案主获得和利用促进其健康的社区资源。

个案管理的特点包括整合案主遇到的多重问题,精神康复者存在身心社多重问题,个案管理正是回应需求的复杂性;采用"全貌"的工作方法,为面临多重问题的案主寻找所需的服务网络及协调这个网络中各项服务提供着彼此的互动关系,通过专业团队合作,针对服务群体需求整合社会资源,提供专业服务,使服务的社会受益范围和效果最大最优化;服务配置功能,经过各项服务的协调后实行服务的合理配置,同时强调助人的效率,在成本效益的原则下运用社会资源和提供服务。

个案管理需坚持以下原则:一是案主参与,强调案主与个案管理者一起工作,包括需求评估、包裹式服务的规划与组织;二是服务评估,评估是个案管理的核心任务,包括案主需求和其生理状况、社会环境、非正式网络,甚至个人偏好,评估的目的是为了切实提供符合案主需求的服务,并维持服务的公平性;三是照顾协调,个案管理工作对个案管理者的角色要求更注意协调能力;四是资源整合,个案管理者要尽可能掌握有助于满足案主需求的各方面资源,并加以整合运用;五是包裹式服务与专业合作,包裹式服务是指经过需求评估和可利用资源的确认后,所设计的整套服务,最终目的在于通过各种服务的联结,协助案主能够独立自主,而不是片面地或暂时性地解决问题。

社会工作者在个案管理方面的具体工作是多方面的。个案管理员协同案主或案主的系统一起工作,明确问题并将其分解为可控制的部分,提供可供选择的解决方案,促进在既定条件下代表最佳选择的决策和行动。

首先是个案挖掘和转介,某些个案可能会通过各种转介的途径接触服务机构,而有些机构可能会通过外展的方式深入社区,寻找潜在个案。其次是评估和选择,对案主的问题进行评估,衡量案主的真实需求,以及案主所拥有的资源,内容包括案主个人状况,如健康、功能、社交、心理、认知、经济等,案主所处的家庭、社会环境和支持体系等。再者是个案管理服务计划和执行,个案管理的主要任务是为服务使用者设计一个包裹式服务,这套服务方案主要包括服务计划和治疗计划,包裹式服务不是一个机构和社会工作专业本身能够完成的,通常涉及许多相关人士和机构的配合。最后是监督和评估,个案管理在服务过程中,不断地进行监督和评估是为了及时修正服务,保障服务的适当性;同时通过结果评估,来衡量服务的可行性和效果。如果评估结果显示服务对象的问题没有得到解决,必须考虑重新回到"个案管理服务计划"阶段。

个案管理模式的目的主要是在可行范围内,提供最佳素质、最有效率的且合乎成本效能的服务给案主。在结构上,个案管理包括了服务成果、服务效率及成本效能三部分,而这三部分是互相紧扣的,以服务案主及发展服务的整合这两部分作为协助的焦点,所以协助计划中所拟定的目标及目的也会影响到个案管理的运作,根据上述个案管理的目的,个案管理者通常有两个工作重点：第一个工作重点是找出案主所需各项服务的提供者，并且增强案主使用资源的动机、知识与技巧，以便促进服务的可及性，使案主能够有效地取得资源及运用资源；第二个工作重点是发展及协调案主可用的资源网络，以便促进服务的提供。

三、精神康复影响者的社会工作介入

家庭在精神患者照顾中，尤其是严重精神疾病的照顾中承受着巨大的压力。家庭不得不适应精神患者异常的行为，甚至是攻击行为。许多家庭年长的兄妹通过逃离来应对这些情况，而有工作的父亲大多数时间都远离家庭，妇女承担并承受着主要的家庭负担。

家属对照顾精神疾病亲人的反应随着诊疗过程而改变，在精神疾病发作之初，家属可能容易忽略，仅将其视为一个阶段的暂时情形；当亲人被确诊精神疾病后，家属不得不面对着亲人作为精神疾病患者这境遇。一个痛苦的认识，使家属开始了一段探寻亲人的病因和寻求适当治疗资源的历程，这一历程是家属一般经历的一个周期，他们充满希望，但是亲人疾病的反复留给他们的是烦恼和怀疑。

家属常常缺乏有关精神疾病、治疗、行为管理策略，以及社区服务等方面的信息。即使他们知道诊断，他们也不知道诊断意味着什么，更不理解这一诊断的严重性。为了协助家属适应生活，社会工作者可促进他们成立、加入代表他们利益的病友组织，社会工作者应帮助家属通过倾听他们的心声和说出他们所想，来减轻一些他们的负担，如喘息服务。

第四节　社区健康促进

随着医学模式转变和疾病谱变化，医学重点从治疗转为预防，从流行病防治转向了慢性病预防，社区健康促进也成了医务社会工作者的重要任务。社会工作者以社区的妇女、儿童、慢性病患者、残疾人、贫困居民等为服务对象，提供慢性病预防，健康生活促进，病友支持等多样性服务。

社区健康服务范围以开展健康教育、预防、保健、康复、计划生育技术服务和一般常见病、多发病的诊疗服务为主，即开展"六位一体"的服务，服务范围覆盖公共卫生、健康促进、生殖健康、健康照顾、医疗照顾、康复服务和社会照顾等广泛的社会服务领域。

一、健康促进

（一）健康促进的定义及任务

WHO对健康促进定义为：促使人们维护和提高他们自身健康的过程，协调人类与环境的战略，它规定个人与社会对健康各自所负的责任。健康促进的领域包括制订促进健康的公共政策；创造支持环境；加强社区行动；发展个人技能；调整卫生服务方向。

1986年在加拿大渥太华召开的第一届健康促进国际会议的《渥太华宪章》提出了健康促进的五大任务，即制订健康的公共政策，创造支持性环境，强化社区行动，发展个人技能，调整卫生服务方向。

1. 制定健康的公共政策

健康的公共政策，是指所有政策领域都必须考虑到健康、和平，并对人民健康负有责任。

制定健康公共政策的主要目的是创造支持性环境使人们能够健康地生活。因此,这些政策应当使人们有选择并维护健康的权利,有利于创造一个增进健康的社会环境和自然环境。为达到这个目的,除卫生部门外,农业、贸易、教育、工业、交通等有关部门都有必要把健康作为所制定政策的一部分进行研究,并切实对此负起责任。政府对健康负责是制定健康公共政策的必要条件。制定健康的公共政策,需要国家、地区和地方的各级政府共同采取行动。地方性和全国性的健康公共政策同样重要。团体、企业、非政府组织和社区组织应当建立促进健康的联盟,共同为健康行动提供动力。

2. 创造支持性环境

健康支持环境,一是改善社会生活环境,包括促进生活方式、社会规范、生活习惯、社会关系、文化传统、价值观、心理状态、工作精力、工作环境、舆论环境等因素的改善;二是改善政治生活环境,包括民主决策、将责任和资源下放、充分维护人权与和平、合理分配资源等;三是促进经济保障,包括促进健康资源的开发与利用、建立稳定的资源保障机制、提供安全适用可靠的技术等;四是充分发挥女性的作用,包括减轻女性的社会负担,强化针对女性的健康教育,发挥她们在促进健康中的作用等。创造支持性环境需要推行四个公共卫生行动策略。①部门协调,加强卫生和其他部门在健康促进工作中的支持与配合。②社会动员,特别是动员女性参与创造健康支持环境工作。③运用政策、教育等手段,使社区和个人参与创建健康环境。④在创建健康支持环境过程中,关注各部门、各类人群的利益。创造支持性环境过程必须认识健康、环境和人类发展是不可分割的,发展必须首先包含人类生命质量的提高和健康状况的改善,同时保证环境的可持续发展。

3. 强化社区行动

健康促进的目的是促进人的健康。各类人群都生活在不同的社区,所以充分发动社区的力量,挖掘社区资源,促进社区积极有效地参与健康促进工作,是健康促进极其重要的方面。强化社区行动,即促进个人、家庭、社区共同努力,改善社区居民的生活环境、工作环境、和自保健意识与能力,提高社区居民的生活质量和健康水平。具体可包括以下几方面工作:制订健康的公共政策;创造健康的支持环境;组织开展社区健康促进活动;传播健康知识、技能;调整健康服务方向。

4. 发展个人技能

个人对健康负责的前提,一是要有正确的健康观,有强烈地维护健康的意识;二是要有维护健康的知识、技能,包括正确认识维护自己健康与关注他人健康、关注健康支持环境、关注社会发展的关系;三是能有准备地对付人生各个阶段可能出现的健康问题,发展个人健康技能需要通过健康教育活动实现。社会各方面,特别是卫生部门,都要采用多种形式,开展健康教育活动,改善个人的健康意识、知识、技能、行为水平。

5. 调整卫生服务方向

1995 年,WHO 发表了划时代的《健康新地平线》。《健康新地平线》提出,必须将工作的重点从疾病的本身转移到导致疾病的各种危险因素及促进健康上来,必须将技术和财政资源用于保证持久改善健康状况和更好的生活质量上,而不是简单地应付眼前的需要。卫生干预必须是以人为中心,以健康为中心,而不是以疾病为中心,并且将有利于健康的工作作为人类发展的一部分。

（二）以健康促进为目标的医务社会工作者

国内外健康教育与健康促进经历三个阶段。

20世纪70年代前是以疾病为中心的医学时代，主要是以机体的功能机制为出发点，强调以疾病为中心的生物医学模式，忽视了社会的公正与平等及非卫生部门的干预作用，忽视了群众对自己的生活和健康的作用，使社区开发的作用受到限制。

20世纪70年代早期开始引入改善行为（或生活方式）的工作方式，提出生活方式即行为危险因素的观点，使医学理论与教育、行为、社会市场和政策等理论交叉，大大地拓宽了健康教育的领域，超越了生物医学的范畴。

20世纪80年代后，人们认识到行为和生活方式的改善很大程度上受到社会与自然环境因素的制约，强调以促进健康为中心、以人类为中心。政府对人民健康负有责任，这种责任只能通过采取适当的卫生和其他社会措施来实现。整个国家，而不单是卫生部门承担义务，以促进健康为中心、以人类为中心是实现人人健康所必不可少的。这一阶段的变化，给予了社会工作者更为宽广的工作空间，社会工作者在服务从个人服务转向群体健康的促进。

二、病友自助组织建设

病友团体是社区健康促进的主要手段。病友团体类型多样，可根据病种、活动载体、活动类型等标准进行区分。从团体支持要素上可将病友团体分成教育模式与互助模式。

（一）教育模式

教育模式是从传统健康宣教中发展而来，但区别于传统健康宣教。传统健康宣教单纯以医学知识的讲授为主，信息往往是由医护人员到患者的单向流动，较少关注病友的个别化问题和生活化问题，不关注心理、家庭等非生理问题。而教育模式是以知识教育为载体，关注病友在实际生活中的身心问题，注重交流互动，营造积极氛围，旨在为病友的生活建立开放的专业支持系统。医护人员不是以疾病治疗者的身份出现，而是作为康复的支持者，为病友答疑解惑，增强信心。

教育模式对病友主要以知识教育为主要目标，以便促进病友自我管理。社会工作者运用团体方法帮助病友学习与自己疾病相关的各类医学知识，增加病友生活中治疗、保健的知识和技能，从而提升病友自我管理能力和康复信心。目前，医院内的病友团体采用的主要是这种形式，如派发宣传册，提高病友对疾病认知；开展讲座进行新疗法的介绍，提高病友康复信心；通过集中上课、个别辅导、示范表演等方式进行饮食、运动指导，纠正病友不健康的生活方式等。

教育模式延续的是传统治疗理念，关注问题的改变。与治疗阶段关注治疗生理问题不同，教育模式主要关注病友在预后康复期间行为问题的处理，如膳食、用药、运动、就诊等具体行为。病友团体活动设计多是以行为主义理念为导向，以科学的方法原理和结构化行为强化程序为基础，目标集中工具性指标上，即在具体行为的改变，其目标是明确的、清晰的、可测量的。团体每次活动都会有明确的主题及流程控制，活动设计是结构化和严谨的。通过社会学习与行为训练等方法，提高病友控制自身行为及问题处理能力。教育模式将病友的行为重建过程看做是再教育的过程，通过教育让病友对自身的不良行为进行觉察和了解，从而建立新的行动规范。社会工作者在教育模式中，应将医护人员作为知识最主要来源，社会工作者是组织者、管理者、设计者,教育者、支持者,是团体的领导及核心,在团体中拥有绝对的权威。

（二）互助模式

互助模式以建立病友间相互支持为主要目标,以便促进病友自我管理。在互助模式下,社会工作者组织病友间通过个人经验分享、感情交流、支持鼓励等方法在团体中形成互助,通过互助获得知识与自信,共同面对相似的疾病与处境。这种模式目前是网络病友团体和非正式病友团体的主要运作模式,人际交流是互动的主要内容,病友通过个人情绪宣泄,寻求共鸣,相互鼓励安慰以找到归属感并在相互依存中得到情感满足。

互助模式中还有一种特别的形式,即病友自助。病友自助即是由病友或家属自行管理团体,而不依靠医护人员。在病友间选拔领导者,自主管理团体成员,团体活动主题,寻找专业支持等。自助团体可以由社会工作者通过寻找积极性病友,达成共识,协助管理等方法推动产生,也可以由病友自发组织而成。互助与自助从本质上都是以病友间支持为主,不同的仅是社会工作者对于团体管理介入程度的不同。

互助模式的背后则是 90 年代的系统论、场域理论等互动理论。互助模式的理念中并不是单纯将病友看做是有问题的个人,而是将病友看做一个有生理、心理和社会的多重需要的人。因此互助模式中关注的并非具体的行为,而是关注个人与环境的互动,强调病友与团体中其他病友的关系建设、相互交流与支持。在互助模式中病友的问题行为被视为扎根在生命历程、生活环境中个人感知、行动和思考的"惯习",个人的"惯习"需要与环境互动才能打破固有的模式。因此互助模式主要工作集中在病友间积极、开放的场域营造,通过病友"惯习"与场域的互动,促进病友将团体内其他病友作为自己解决问题、建立信心的资源,建立新的健康行为。互助模式则集中在情感性目标,活动设计注重关系的建设,以增进互动及体验为主,话题开放性较强,结构松散,没有具体的、操作性的目标。

互助模式中每个病友都是团体中他人的信息来源,病友与病友,病友与医护人员间的地位是平等的,只存在资源多寡的区别。社会工作者及医护人员在团体中不是唯一的知识来源,而成为资源网络中的一个拥有较多专业知识的资源点。社会工作者更多只是召集者的角色,活动话题由病友自行讨论展开,在自助团体中这一特征更加明显。互助模式中社会工作者及医护人员的知识权威会受到挑战。现实团体中病友康复效果的差异,使病友带着质疑有选择的理解和运用医生所提出的知识。团体中康复较好的"榜样"病友因提供了更具操作化的经验和良好效果验证,有时比具有抽象医学知识的医护人员更易成为病友学习的对象。

（三）模式运用

研究表明,两种模式对病友实际健康状况都有明显改善并有统计学意义。在实际运用中我们可以从知识技术获取和信念态度形成两个方面进行比较,从而在不同领域进行运用。

1. 知识技术获取

我们从知识的可靠性、技巧的操作性和知识的易得性三方面进行比较。从知识可靠性而言,由医护人员主导的教育模式更具优势,而互助模式中病友传递的信息良莠不齐。特别是网络的病友团体中,许多不正规的医药推销混杂其中,没有专业人士的把关,病友自身又难以识别,知识可靠度较低。但许多病友对病友分享的经验乐于尝试,一是受到前面所说的

"真实榜样"的影响,二是互助团体中病友分享的技巧较专业的医学知识更易学习掌握。从技术操作性而言,举例说明如下,糖尿病患者的卡路里控制,在教育模式中医护人员一般介绍食物的交换分法,虽然比卡路里计算易掌握,但病友对于在实际生活中如何安排食谱仍有困难。在互助模式中病友在饮食控制上更多的是交流食材购买、烹饪处理、菜色搭配等具体的实用经验,这类经验更易模仿学习。从知识易得性来看,相较教育模式中医护人员是唯一信息来源且不易联系,互助模式中病友较易向他人求助,易得到相对及时的帮助,特别是网络的便利性使得越来越多的病友参与到网络互动中。

2. 信息态度形成

根据健康行为促进"知信行"理论,患者健康行为的形成,知识是基础,信念和态度是改变动力。两种模式在心理层面的作用效果也不尽相同。教育模式中患者受医护人员的态度与情绪的影响较大,医护人员对病症控制的信心与专业是病友获得行动信念的唯一途径。由于教育模式中工具性沟通较多,医护人员与患者非直接沟通,对心理层面的直接影响有限。互助模式中病友在积极的互动环境中,情绪、信念、态度受病友影响较大。身边榜样的病情好转对病友有明显的示范意义,可以降低病友对疾病的恐惧感,提高改变的信心,并营造积极的改变情境。但互助模式中负面心理因素的影响也是明显的,团体中病友病情的恶化对整个团体的情绪及态度的影响巨大。由于缺乏专业人员的引导,这种负面影响对个别病友的信念是毁灭性的,这类状况在癌症、白血病等重大疾病的病友团体中尤其突出。

课后思考

1. 什么是晚期癌症患者的"全人照顾"?
2. 灵性照顾的内容有哪些?
3. 不同阶段,悲伤辅导的主要内容是什么?
4. 社会工作者对精神康复者的社区照顾有哪些内容?
5. 在病友组织中教育模式与互助模式的区别是什么?

案例讨论

1. 某地区发生强烈地震,许多儿童在灾害中失去亲人,请根据悲伤阶段,为丧亲儿童设定个案服务目标。
2. 设计一个"禁烟"的青少年同伴教育小组活动计划。

参考文献

[1] 曹雪英,邓暑芳,何丽煌.病友互助护理模式对乳腺癌患者心理健康及治疗不良反应的影响[J].护理学杂志,2013,28(7):23-25.

[2] 陈瑜.悲伤情绪的研究及其在临终病人家属护理中的应用[J].护理研究,2006,20(1):15-17.

[3] 丁振明,俞宏彬,颜丽芳.社会工作小组介入精神康复的现状与未来发展方向[J].辽宁工业大学学报:社会科学版,2011,13(4):140-142.

[4] 郭红,罗爱军,朱慧颖,等.精神康复知识与精神疾病患病因素的相关研究[J].中国健康心理学杂志,2013,21(11):1617-1618.

[5] 郝阳,孙新华,夏刚,等."四免一关怀"政策实施10年中国艾滋病防治主要进展[J].中国艾滋病性病,2014,(4):228-232.

[6] 胡海云,钟进才,张华萍,等.晚期癌症患者生命意义的研究[J].医学与哲学:人文社会医学版,2010,(11):39-40.

[7] 胡可涛,易外平.从"意义治疗"到悲伤辅导——弗兰克尔"意义治疗学"的应用价值初探[J].江西师范大学学报:哲学社会科学版,2006,39(5):9-13.

[8] 金昱彤.社会工作在艾滋病预防中的介入:社会性别的视角[J].现代妇女:理论版,2011,(1):31-37.

[9] 刘斌志.社会工作视域下艾滋患者家属的社会适应研究[J].贵州社会科学,2011,(12):45-49.

[10] 刘珺妮,黄蓓,黄珍平.高危医务人群对艾滋病的态度及心理特点[J].中国病毒病杂志,2007,9(5):387-390.

[11] 龙武维.临终关怀陪伴伦理之进路[D].上海:复旦大学,2011.

[12] 罗艳珠.悲伤辅导及其在殡葬服务中的应用[J].长沙民政职业技术学院学报,2007,14(2):29-32.

[13] 马希权.精神疾病康复期经验的心理学研究[D].烟台:鲁东大学,2008.

[14] 马雨泉.病友联谊会在乳腺癌术后延伸护理中的作用[J].当代护士旬刊,2012,(8):94-95.

[15] 明星.晚期癌症患者生命意义干预方案的构建与应用研究[D].上海:第二军医大学,2013.

[16] 莫佳妮.以复原理念为导向的精神病康复实践研究[D].昆明:云南大学,2013.

[17] 沈红英.糖尿病俱乐部开展对糖尿病病友遵嘱行为的影响[J].全科医学临床与教育,2013,11(2):232-234.

[18] 沈效华,李文咏,郑洁.精神疾病的社区康复干预[J].中国初级卫生保健,2006,22(2):45-46.

[19] 宋欢欢.临终关怀的社会工作介入及反思[D].武汉:华中农业大学,2012.

[20] 王芳,潘敏,朱海莲,等.糖尿病病友俱乐部健康教育模式效果评价[J].临床护理杂志,2011,10(3):14-16.

[21] 王思萌.社会视野下的抑郁症患者互助研究[D].北京:清华大学,2010.

[22] 吴小花.家庭访视和同伴教育在减轻艾滋病相关歧视中的应用[J].长沙:中南大学,2013.

[23] 闫杏娜,李娜,刘奎甲,等."互助小组"教育模式对农村糖尿病患者治疗效果的影响[J].护理实践与研究,2012,09(1):13-14.

[24] 严朋友.医院—家庭—病友模式改善肝硬化患者预后的临床研究[J].安徽卫生职业技术学院学报,2011,10(5):48-49.

[25] 张晓霞,迟婷.癌症临终患者身心灵的全人照护个案[J].甘肃医药,2011,30(8):485-488.

[26] 郑家萍,孙伟,蒋中陶.癌症临终患者家属的哀伤护理研究进展[J].上海医药,2014,(8):38-41.

[27] 郑立羽.我国病友团体模式比较及发展探索[J].南京医科大学学报:社会科学版,2014,14(2):151-153.

第8章

医务社会工作行政管理

本章介绍医务社会工作的岗位设置及岗位职责;医院志愿者的权利及义务,医院志愿者管理的过程包括志愿者的招募及志愿者的使用与管理;医务社会工作督导的意义与对象、功能与方法;医务社会工作研究的要求与方法。

第一节　医务社会工作岗位设置

随着我国现代医疗体制的改革,人们对医疗卫生领域服务质量的要求越来越高,目前我国的医院也开始尝试引入医务社会工作来应对这一需求,用以缓解紧张的医患关系、多元化的医疗需要等问题。而医务社会工作岗位的设置及岗位标准的制订将会对这一过程起到关键作用。

一、医务社会工作岗位设置的意义

我国大陆的医务社会工作服务可以追溯到20世纪二三十年代,1921年,当时的北平协和医院在美籍医务社会工作者薄爱德女士的倡导下,设立"医务社会服务部",1932年南京、上海、重庆等多家医院纷纷设立医务社会服务部,开创了当时医务社会工作服务的职业化道路。20世纪50年代,我国取消了医务社会服务部,直到2000年5月,上海浦东新区东方医院社会工作部成立,成为改革开放以来大陆地区第一家正式成立社会工作部的医院。在此之后,上海、北京及其他各大城市的公立医院相继设立了社会工作部。

尽管在医院设立社会工作部经历了曲折的历史发展过程,但在医学模式转变的今天,其对于患者、医务人员、医院及整个社会的积极作用逐步显现,因而在中国建立医务社会工作制度具有必要性和重要性。

(一)医务社会工作者是和谐医患关系的沟通桥梁

我国卫生部人事司的调查结果显示,目前中国正处于医疗卫生体制改革与构建和谐医患关系的关键时期。这是建立医务社会工作制度的战略机遇期和最佳时机,也是预防和减少医疗纠纷的最佳途径。

目前中国,存在医患之间结构性紧张状态,一方面患者的诉求找不到合适的解决途径,导致他们寻求问题解决的极端化;另一方面医护人员的压力增加,安全得不到保障,医患关系紧张。因此有的学者指出,医务社会工作者介于医生与患者之间,凭借其在医院的临床实践与人文相结合的知识结构优势,能在医患之间架起一座桥梁,弥补信息的不对称,从而使医患之间沟通顺畅。

(二)医务社会工作是满足患者立体医疗需求的有力保障

医务社会工作在西方被誉为是患者综合利益的"代言人",主要表现为医务社会工作者可以通过专业方法与技巧对患者的多层次需求进行评估,制订立体服务方案,以患者的需求为出发点,辐射到以需求为中心的各种经济、服务、制度、关系等有利资源,最终达到帮助患者的目的。

现阶段我国群众对医疗方面的需求呈现多样化趋势,除了生物保健方面的健康需求之外,患者在就医过程中会产生各种各样的社会心理问题,如对诊断治疗的担心、手术的恐惧、就医过程的不信任、经济的压力等,这些问题不仅影响治疗方案的制订、治疗过程的实施和治疗的效果,还容易引起医患矛盾。社会工作者可以通过心理辅导、情绪支持、小组活动等方式,提供入院、转院和出院等的计划、协调、安排及其他具体服务,解决实际困难;通过对患者及其家属进行应对疾病、失能、死亡等方面的能力建设工作,满足患者的立体医疗需求,提高患者的适应能力。

(三)医务社会工作部是维护医疗团队的重要力量

医护人员是医院的职业主体,目前我国对医护人员的职业期待就是高、精、准的医疗技术和职业水平,他们在职业过程中和职业背后的其他方面需求被"相对剥夺",这种现象容易导致医护人员的职业倦怠,进而影响其职业进程,甚至影响其家庭及社会关系,而这部分需求的满足目前在我国只被医护人员自身或其私人社会关系消化,但在医学专业分工日益细化的今天,凭借医护人员本身的专业知识很难圆满的解决上述问题。

医务社会工作者能够通过其专业评估,依靠其掌握的社会学、心理学、教育学等基础知识,挖掘此类群体,筛选需求,为他们制订相应的服务方案,提供情绪及教育等能力建设方面的服务,并协助他们处理情绪困扰,舒缓压力及工作过程中产生的失落、哀伤、内疚、不安等负面情绪,提升其职业自信心。社会工作部从而成为医疗团队建设的中坚力量。

(四)医务社会工作部是建立社会主义和谐医院的有效助力

从协和医院社会服务部成长起来的社会学家吴桢,在回忆文章《我在协和医院社会服务部》里写道:"任何一个医院如果只是设备精良、管理先进、医疗水平高,而没有社会服务部的设置,就不能称为第一流医院。"一所高水平的医院所凭借的不再仅仅是高端的物质与技术条件,更能体现其水平的是其医疗服务的人文色彩。

医务社会工作部可以通过调研,参与医院相关制度、政策的制定与评估,为医院提供顾问与咨询及能力建设服务;协助医院员工进行培训,提升其人际交往、医患沟通、自我保护、危机处理等能力。从而成为构建社会主义和谐医院的有效助力。

二、医务社会工作的岗位职责

西方国家对医务社会工作岗位职责的规定相对完整,对我国的医务社会工作岗位职责设定具有一定的参考意义。

(一)美国医务社会工作者的岗位职责

美国社会工作者协会给卫生保健机构的社会工作实务制定的标准:社会工作专业的职责包括依据机构的使命,给服务对象人群和社区提供特定服务。这还包括直接服务、咨询、教育、政策和服务策划、质量维护、倡导和与社区联络。还将这个标准做了以下详细描述。

向服务对象人群提供的特定服务包括但不限于下列内容：社会工作服务的需求评估；预先的接案计划和出院计划；给个人、家庭和群体提供直接服务和治疗；个案寻找和外展；信息和转介；机构内外服务对象的倡导，包括关注财务状况；保护服务对象的权益，包括获得赔偿的权利；短期和长期计划；促进和维持身体健康和精神健康；预防、治疗和恢复性措施；提供持续保健服务，包括确保其接受服务和有效地利用服务。

给社区提供的特定服务包括但不限于下列内容：发现没有满足的需求和没有接受到服务的人群；发现高危人群，并提供服务；就保健和健康促进咨询外部机构和专业人士，并与其合作；社区联络服务；社区策划和协调活动；社会心理健康教育和促进。

美国社会工作者协会提出了卫生保健机构中社会工作的四项职责：①要提供直接和间接服务；②社会工作者需要接近那些需要自己服务的人群；③社会工作者的基本责任就是维护服务对象的权利和满足他们的需要；④不仅要向服务对象个人提供服务，还要给他们的家庭、群体和社区提供服务。

（二）我国医务社会工作者的岗位职责

为了确保社会工作部多重功能的发挥，医院的社会工作部应根据部门的规模和实际需要进行分工，根据我国目前的实际情况，医务社会工作部应该设置主管岗位、行政岗位、社会工作者岗位、督导岗位。主管岗位为社会工作部的负责人，承担社会工作部的管理和部门的发展等责任。行政岗位负责社会工作部的行政工作，保障社会工作部日常工作的正常运行，给社会工作者工作以支持。督导岗位负责给社会工作者以伦理、价值、知识及技能等方面的支持和指导，以保障和提升社会工作者服务的专业性和品质。

医务社会工作者的岗位职责主要有以下几点。

1. 提供专业服务

建立专业服务档案，支持专业工作开展，并有效地统计与分析因患病而给个人、家庭、社会带来的种种影响和问题；主动观察、挖掘患者及其家属的需求，协助其熟悉医疗体系，适应医院环境，与各科室医护人员协调与联系；运用专业的社会工作知识与方法，负责各项服务方案的制订、执行，为服务对象提供专业的服务；根据专业工作流程，对个案及服务进行评估和总结，包括结案、转案与转介等；根据专业工作流程，对小组进程负责，策划、实施、评估、结案。

2. 整合资源

医务社会工作者可以开发和整合社会资源，提供经济支援，为经济上有困难的患者向有关方面申请和争取经济援助，联结社区支援网络等；协调就业及社会关系，包括解决因疾病引起的工作能力障碍，介绍就业政策，解决经济困难、社会歧视等；提供康复服务，包括开设疾病常识讲座、开展家庭康复训练等。

3. 参与医院管理

医务社会工作者作为医疗团队的一部分参与会诊工作，提供患者的家庭及社会背景资料；为医院员工提供情绪支持、压力舒缓、能力建设方面的服务；负责社会工作专业实习的带教工作，负责志愿者的管理与培训工作。

第二节 医院志愿者管理

医务社会工作者在医院的角色与功能的发挥,离不开医院志愿者的参与,"医务社会工作者＋医院志愿者"的服务形式逐渐成为我国医务社会工作服务模式,因此医院志愿者的有效管理与使用就成为了一个十分重要的课题。

一、医院志愿者的概念

"志愿者"是一个没有国界的名词,它在世界各地名称有所不同,但含义大体相当。在西方社会,志愿者是指职业之外的不受私人利益或强制法律驱使,为改进社会现状而努力的人们。在中国香港,志愿者被称为"义工",香港义务工作发展局将其定义为在不为任何物质报酬的情况下,为促进社会进步而提供服务、贡献个人时间及精力的人。在中国内地,中国青年志愿者协会给"志愿者"下的定义是:不为物质报酬,基于良知、信念和责任,志愿为社会和他人提供服务和帮助的人。

医院志愿者,是指出于奉献、友爱、互助、进步的志愿服务精神和社会责任感,不以物质报酬为目的,以自己的时间、技能等资源,在医院自愿为社会和他人提供服务和帮助的人。

一般而言,医院的志愿者服务体系有两个分支:医务人员走出医院面向社会开展志愿服务,承担突击性的社会救助、救护服务和社区健康服务等工作;社会志愿者直接走进医院,在医院内为患者开展志愿服务,疏导患者因疾病引起的心理问题、在病区组织开展健康促进与健康宣传活动、增强医患沟通等。两个分支的志愿者工作互相补充,互相促进。

二、医院志愿者的权利与义务

明确医院志愿者的权利与义务十分必要,有学者提出志愿者的权利与义务应包括以下内容。

(一)医院志愿者享有的权利

(1)以医院志愿者的身份参与医院志愿服务活动。

(2)获得医院志愿服务的真实、准确、完整的信息。

(3)获得医院志愿服务所需的条件和必要的保障。

(4)获得医院志愿服务活动所需的教育和培训。

(5)请求医院帮助解决在医院志愿服务活动中遇到的问题。

(6)有困难时优先获得医院和其他医院志愿者提供的服务。

(7)对医院进行监督,提出批评和建议。

(8)要求医院出具参加医院志愿服务的证明。

(9)申请注销注册志愿者身份。

(10)其他依法享有的权利。

(二)医院志愿者应当履行的义务

(1)遵守国家法律法规及医院的相关规定。

(2)提供真实、准确、完整的注册相关信息,如有信息变更及时联系更改。

(3)履行医院志愿服务承诺或者协议约定的义务,完成医院志愿服务。

(4)自觉维护医院和医院志愿者的形象和声誉。

(5)自觉维护服务对象的合法权益。

(6)退出医院志愿服务活动时,履行合理告知的义务。

(7)保守在参与医院志愿服务活动过程中获悉的个人隐私、商业秘密或者其他依法受保护的信息。

(8)不得向服务对象索取、变相索取报酬等。

(9)不得以医院志愿者身份从事任何以营利为目的或违背社会公德的活动。

(10)其他依法应当履行的义务。

三、医院志愿者的招募

(一)招募渠道

医院可采取公开招募与定向招募相结合、经常性招募与阶段性招募相结合、面向个人招募与面向集体招募相结合等方式开展招募工作,建立健全高效便捷的医院志愿者招募机制、稳定通畅的招募渠道。目前我国的医疗机构可以采取以下方式进行志愿者的招募。

医院或其他医疗机构可根据志愿服务项目的岗位需求情况,通过报纸、电视、网络、广播、信息栏等多种形式向社会公开发布有关医院志愿者的需求数量、岗位要求和报名方式等信息,为医院志愿者参与志愿服务创造便利条件。

医院志愿者组织部门可深入社区、农村和机关、学校、企事业单位、社会团体等机构,有针对性地开展医院志愿者招募工作,吸引和动员热心公益的广大市民,特点是有一技之长的专业人士就近、就便加入医院志愿者队伍,参加医院志愿服务活动。

通过各级志愿者协会进行招募。

(二)招募标准

志愿者需要遵循“奉献、友爱、互助、进步”的志愿精神,具有良好的思想道德素质、职业道德修养和奉献精神,具有良好的组织纪律性和时间观念,不同的志愿服务项目往往对志愿者有不同的要求,一般来说,在医院工作的志愿者需要具备以下条件。

(1)年龄在18周岁以上、65周岁以下,健康状况良好。

(2)热爱志愿服务,愿意为有需要的病友提供服务。

(3)专业、行业不限,有医疗及社会工作背景的更佳。

(4)可以是企业及高校的社团、党团支部,也可以是在校大学生、社会爱心人士、非工作时段时的医务人员、经过治疗已经康复的患者及其家属。

四、医院志愿者的使用与激励

(一)医院志愿者与社会工作者之间的关系

医院的社会工作者与志愿者同为医院管理与服务的重要人力资源,共同为维护医院的和谐运行与服务贡献力量。然而,二者在活动与工作过程中扮演着完全不同的角色,二者的关系也随着角色的变化而改变,依据二者在医院管理和服务过程中不同的地位和功能,可将二者关系概括为以下四种类型。

1. 指导型

医院的社会工作者通常受过系统的专业教育,具有丰富的专业实务经验,拥有先进的助人理念、完备的知识体系和科学的助人方法,而这些是普通的志愿者不具备的。医院的社会工作者可以运用自己的专业知识指导志愿者,主要体现在:价值理念上,社会工作者"助人自助"的核心理念是对志愿服务精神的重要补充和发展;理论方法上,医院社会工作者系统的理论框架和科学的工作手法为志愿者面临各种问题时提供强大的理论依据和有章可循的解决程序;评估体系上,医院社会工作者所掌握的调查评估方法对于深化创新志愿者的服务活动具有重要意义。

2. 互补型

医院的社会工作者和志愿者各具优势,在医院工作与服务过程中二者相辅相成、优势互补。其一,体现在人力资源上的互补。医院志愿者具有较高的服务热情和奉献精神,人数多,社会认同度高,而医院的社会工作者具有职业化、固定化、专业化的特点,二者在工作中互相补充。其二,体现在知识结构上的互补。医院的志愿者来自不同领域,具有不同年龄,拥有不同的知识背景与实践经验,而社会工作者关于服务本身的理论与方法可以与志愿者相结合,更为科学、专业地为患者服务。其三,体现在社会资源上的互补。整合社会资源为医院的社会工作者的主要工作任务与方法之一,而志愿者恰恰代表不同的社会网络及其资源,二者相互结合,能为患者提供较为完善的社会资源。

3. 服务型

医院的志愿者不仅是医院及患者的服务提供者,而且有时候也会成为医院社会工作者的服务对象。医院志愿者面临的群体比较特殊,有时可能接触很多重症患者,甚至死亡案例,在服务开展过程中难免会出现情绪方面的问题,比如目睹患者的离世、血淋淋的抢救现场,他们也需要释放压力、调节情绪和调整心态,而此时医院的社会工作者可以充当心理咨询、情绪辅导者等角色,为志愿者提供个人或团体服务以保证医院志愿者的活力与动力。医院社会工作者可以为志愿者提供的服务主要有:咨询、专业培训、行为支持、资源提供等。

4. 管理型

目前,各个领域包括医院志愿服务的自发性和志愿性特点使该服务容易出现低水平徘徊的状况,对医院志愿者的制度化、常规化建设的任务自然落到了医院社会工作者的肩上,而后者在志愿者管理上有独特的优势。医院社会工作者对志愿者的管理主要体现在志愿者招募前的设计规划、志愿者招募、志愿者的培训、志愿服务活动的督导及志愿者激励等工作。前期的设计规划主要针对医院的具体要求设计志愿者的构成,包括年龄、职业、工作时段、理论水平与实践经验等方面的要求;之后要对志愿者进行招募及招募后培训,这两项工作是为了保证志愿者队伍能合适的为患者或医院的要求进行服务。志愿服务活动的督导为医院社会工作者的重要工作内容,目的是保证志愿服务活动的连续性与专业性,对志愿者本身的激励是为了保证医院志愿者队伍的健康发展。

(二)医院志愿者的日常管理

1. 日常管理

医务社会工作部门具有对医院志愿者进行日常管理的基本职责,主要有以下几点。

(1)提倡医院志愿者在开展医院志愿服务活动时穿着由医院统一制作的服装。

（2）可定期或在重大活动时组织新注册医院志愿者进行宣誓。

（3）医院社会工作部负责医院志愿者的培训工作,对于普通志愿者,可通过初次培训、阶段性培训和临时性培训等方式,进行权利义务、服务理念、服务态度、服务技能等方面的基础性培训;对于骨干医院志愿者可通过集中轮训、参观学习、经验交流、考察观摩等方式进行专业服务技能、项目管理方法等方面的提高培训,不断加强和改进服务工作,提高服务质量与水平。

（4）医院志愿者参加医院志愿服务后,应向其提供记录有服务时间、服务内容、服务质量等的文字证明,作为对医院志愿者评价认证和激励表彰的主要依据。

（5）建立健全医院志愿者服务时间储蓄、互助服务、返还服务等制度,把提供医院志愿服务与优先享受医院志愿服务结合起来,在医院志愿者本人需要帮助时,可优先得到医院和其他医院志愿者提供的志愿服务。

（6）对拒不履行义务或在医院志愿服务过程中由于未遵照相关规定而对服务对象、医院或其他医院志愿者造成损害的,视情节轻重,可对其进行警告或取消其医院志愿者身份。

（7）应落实和保障医院志愿者的合法权益。如服务对象在接受服务过程中对医院志愿者造成损害,管理部门应当支持受损害的医院志愿者要求有关服务对象赔偿损失,并提供必要的帮助。

（8）医院在招募医院志愿者时,应当公布与医院志愿服务项目有关的真实、准确、完整的信息,并明确告知医院志愿服务过程中可能会出现的风险。

（9）医院志愿者可在一定的指导下参加服务管理工作。医院应当发挥医院志愿者的能动性,探索医院志愿者自我管理的有效途径。

（10）建立健全医院志愿服务的需求对接机制和项目管理机制,实现医院志愿者参与医院志愿服务和患者接受医院志愿服务的便利化:可依托志愿者网,建立医院志愿服务需求信息发布和服务对接平台;鼓励医院志愿者根据自己的特长和意愿,组成项目小组,根据需求计划自主认领服务项目,在各类医院的统筹安排和合理调配下,为服务对象提供医院志愿服务,实现医院志愿服务供给与需求的有效对接。

2.激励

为保证医院志愿服务队伍的健康向上发展,医院的社会工作部门应建立对志愿者与志愿服务的表彰与激励机制。

医院根据医院志愿服务的时间累计和服务评价情况,对志愿者进行适当宣传;建立医院志愿者奖励授予制度。根据志愿者注册后从事志愿服务的时间与绩效,授予不同级别的志愿服务奖励;逐步完善以精神激励为主的医院志愿者表彰激励机制;可定期具体组织开展优秀医院志愿者、优秀医院志愿服务项目、医院志愿者工作突出贡献集体与个人等评选表彰;医院应充分利用大众传媒和文化宣传设施,广泛宣传实践中涌现出的优秀医院志愿者及其典型事迹,加强正面宣传引导,营造有利于医院志愿者队伍发展的良好氛围。

第三节 医务社会工作督导

一、医务社会工作督导的意义与对象

督导不是社会工作所独有的,但是督导作为一种社会工作间接方法,始终是社会工作重要的一环。美国《社会工作百科全书》认为,督导是通过实务工作传授知识和技能的教育过程。我国学者陈为雷认为,社会工作督导是专业训练的一种方法,是由机构内资深的社会工作者,对机构内新进入的工作人员、一线初级工作人员、实习学生及志愿者,通过一定的程序进行持续的监督、指导,传授专业服务的知识和技术,以增进其专业服务技巧,进而促进他们成长并确保其服务质量的活动,可以在一个小组中实现,也可以在一对一的基础上实现。

(一)医务社会工作督导的意义

在医院或其他医疗机构中,社会工作督导在培养医务社会工作者和发展医务社会工作过程中发挥着重要作用,用以保证医院社会工作的专业性。

1.促进医院的正常运行

现代医院或其他医疗机构大都建立科层制管理体系,以保证不同部门和个人的工作能够充分地协调和整合。医院可以通过建立督导制度,赋予督导以行政上的权威和责任,以帮助医院服务工作的顺利开展。如刚进入医院工作的社会工作者,医院除了在行政科层这个角度对其进行管理外,专业技术及心理支持等相关工作则可以由医院的督导实施。

2.提高医院服务质量

现代医学模式的转变及人们多方位医疗需求的产生,都导致了患者到医院不仅仅寻求生理意义的健康,还包括享受顺畅的医患沟通、多渠道的社会支持、个性化的临床诊疗等需求。这就需要医院采取多手段、多途径来利用和创造条件顺应上述趋势,而社会工作督导可以通过缓解患者和医护人员情绪压力、提高医患双方的沟通效果、建立患者社会支持网络等手段来帮助医院提高服务质量。

3.促进医护人员及其他工作人员成长

围绕在患者身边的医疗团队,他们所接受的专业知识教育和短期的职前教育,往往不足以满足患者的需求,只有通过定期、持续的督导过程,才能结合具体服务经验和实践,提升专业知识和方法。而目前医务社会工作者本身的实践经验并不丰富,更需要督导的帮助。

4.促升专业发展

医务社会工作在我国刚刚起步,将来也是一个持续发展的事业,社会工作者必须适应这种现状,医院可以通过建立科学合理的督导制度,帮助社会工作者获得相关知识和技能的训练,更好地开展服务,从而促进社会工作的专业水平。

(二)医务社会工作督导的对象与方式

在医务社会工作领域,医务社会工作督导的对象主要有以下几类。

1.新进入医院的医务社会工作者

新进入医院的医务社会工作者除了在临床技能上需要提高之外,更需要有效的人际沟通技巧、应对新职业的各方面准备、突发情况下的心理调试等多个方面的培训,这些都可以通过督导达到很好的效果。

2.服务年限较短、经验不足的初级社会工作者

社会工作者对患者、医务人员及医院的帮助取决于其专业技巧是否熟练,新入职的社会工作者在项目的管理、与服务对象的沟通、特殊医务领域的了解等方面都需要督导的帮助与辅导。

3.在医院实习的学生

学生在实习过程中需要了解大量医院的服务流程、管理机制、自己的角色定位、实习期间的任务管理、与服务对象的沟通技巧等方面的知识与能力,而督导的权威与专业性能够很好地帮助学生解决这些问题。

4.医院系统的非正式工作人员

医院系统的非正式工作人员,主要指志愿者。医院的志愿者是医院管理与服务中很重要的一支力量,但对志愿者的管理与使用更离不开专业社会工作者督导的引导。

一般而言,医院社会工作督导可以采取如下几种方法对上述对象进行督导。①师徒式督导,督导者扮演师傅的角色,提供教育训练,被督导者自己应该承担更多责任。②训练式督导,被督导的对象主要是实习生或受教育者,督导者承担更多责任。③管理式督导,督导者是被督导者的上级或主管,强调的是实务工作的完成及其服务质量。④咨询式督导,督导者扮演的是纯粹的咨询和顾问的角色,多为被督导者主动寻求帮助和支持,督导者扮演的角色相对权威。

二、医务社会工作督导的功能

医院的社会工作督导应由社会工作部来承担,主要的目标是为案主提供最佳服务,即在服务的质和量上符合医院的政策与程序。虽然督导不直接对案主提供服务,但是对案主却有间接的影响,医院或其他医疗机构中的社会工作督导应发挥行政、教育和支持的功能。

(一)行政性督导

所谓行政性督导指的是社会工作者提供服务的时候,督导者检查机构政策执行及行政是否正确、有效和适当。医院的督导要让受督导者明了其职责所在,医院对他们的期待;并视他们的能力、特长、兴趣而分配适当的工作,也就是将机构政策在服务过程中表现出来。

例如,在对社会工作专业的实习生督导时,行政性督导主要包括帮助实习生合理、恰当利用那些能够帮助他们圆满完成实习任务的院内、院外资源;帮助实习生与医院沟通,帮助实习生了解医院的政策、制度和服务条件等;帮助实习生在实习阶段避免卷入行政性工作而被挤占专业空间等。

(二)教育性督导

所谓教育性督导指的是督导者帮助实习学生或者新进入的社会工作者得到专业上的成长和发展,培养他们适当的工作态度和技巧,以及助人的动机和价值观,尽可能加强他们在临床的知识与技术,直至他们可以独立开展医务社会工作服务,甚至将来成长为督导者。

针对社会工作专业实习生的教育性督导内容主要有:保证学生获得定期督导,保证学生能得到充分的学习机会,使实习生能得到专业的训练,帮助实习生不断在技巧和能力上得到锻炼与提升,帮助实习生不断就价值观、知识及技巧等方面作出反思性学习等。

(三)支持性督导

所谓支持性督导指的是督导者在社会工作者对于其工作价值不能肯定、感到失望灰心，甚至否定自我的时候，给予他们心理上和情绪上的辅导和帮助，使他们能够更好地面对自己、充实自己，以有效地完成任务，并在工作中获得自信与价值感。

目前，在医院实习的社会工作专业的实习生往往会遇到情绪上的打击，主要源自于督导在实习之前或过程中要通过专业方法让实习生明白：

(1)我们从事的实习是非常复杂的，有些问题不一定容易解决；

(2)我们的服务对象可能对我们要求过高，或作出无理要求；

(3)我们的医院及医护人员不一定理解我们的工作；

(4)我们的知识及能力不一定足够我们应付在实习中遇到的困难和问题；

(5)还要通过提供资源、资料，联系专家等方式进行实际支持。

三、医务社会工作督导的方法

一般而言，督导工作是一种互动的过程，即督导者与受督导者思考交流的过程，传统上社会工作督导是以个别督导为主，后来逐渐发展出团体督导与同事督导等方法。

(一)个别督导

个别督导是社会工作督导中最为传统的督导方式，指由一位督导者对一位被督导者用面对面的方式，定期、定时(每周或每两周1次，每次半小时或1小时)举行督导，个别督导通常针对工作上、人格特质或者情绪方面的问题做沟通与讨论，以帮助受督导者成长，并提高服务品质。

1.个别督导的技巧

个别督导不同于普通的会见与谈话，督导需要一定的专业技巧加以辅助。

(1)倾听：倾听与听是有区别的，是社会工作者的一项专业能力，良好的倾听本身也是一种督导，可以让受督导者的自尊得到体现，同时倾听更是一种收集掌握信息的有效途径。

(2)补充：督导者以资料、知识和归纳重点的方式，引导和帮助受督导者补充所要表达的信息。

(3)提问：督导者适时向被督导者提出问题，运用发问的力量引导受督导者开阔思想，激发其产生建设性的想法或视角。

(4)评价：督导者通过了解和分析受督导者的信息和困境，运用自己的工作经验和方法对受督导者进行经验的总结分享。

(5)提出建议：对受督导者所面临的困境提出建议与策略，协助其拟订有效的工作思路与计划。

2.个别督导的评价

在个别督导中，督导者和受督导者双方能够在不受任何干扰的情况下，讨论和决定某个问题；双方的沟通充分，隐秘性高。督导者可以详细的检查受督导者的工作记录，掌握工作进度，详细评估受督导者的各方面情况。另外，个别督导同时也是个别咨询的过程，督导者可以向受督导者提供充分有效的服务示范。

但个别督导也存在着一定的局限性。因为个别督导过程的有效与否很大程度上取决于督导者,有时指导信息会存在偏差。督导者与被督导者过于紧密地分享彼此共同的观点,容易发展成共同谋划的关系。另外,受督导者没有机会接触其他督导者,无法比较同一服务阶段、不同督导的处理策略和技巧。

(二)团体督导

团体督导是一个督导者和数个受督导者,以小组讨论的形式,定期(通常是每周、每两周或每个月1次,每次1~2小时)举行会议讨论。小组人员有二三人至七八人不等,原则上人数不宜过多。团体督导讨论的主要内容包括每个受督导的社会工作者在专业服务过程中遇到的困难和障碍,每次由小组中的一人或两人提出书面或口头记录或讨论要点,督导者和小组人员事先可详细阅读或听取有关信息,并根据掌握的情况寻找解决问题的有效途径。

1.团体督导的技巧

督导者须熟悉团体成员的姓名、性格,并与之建立良好关系。督导者在团体面前要体现出舒适状态,表现出对团体活动有兴趣和信心。

督导者必须能引导团体成员集中注意力和向心力。督导者必须用心倾听团体成员所说的真正意思,并把握其重点所在。

督导者须尽量促使团体成员能自动自发和自由自在的提出问题、观点和建议。督导者要能把各种不同的观点联结起来,并作比较分析和综合,从而得出团体成员共同认识和理解的结论。

督导者须事先早有准备,但讨论时宜富有弹性地加以修正。督导者必须使讨论过程有进度地发展,不宜在同一主题上停滞太长时间。

督导者应敏锐地察觉团体成员的潜在感受,并加以适当的处理和引导,督导者应以温和、轻松、婉转及幽默的方式,向团体成员说明和修正其共同出现的错误。

督导者对"社会感情型(感性)"和"问题解决型(理性)"的成员所表现的观点善加引导与应付。督导者能够就对攻击型和偏激型的成员妥善处理和限制。

督导者应在讨论的每个段落作"段落结论",并在结束时提出清晰和具体的归纳及结论,以便受督导者能够领悟和实施。

2.团体督导的评价

团体督导中,由于对每一位受督导者的服务个案,都会有大量的信息传递和不同观点的碰撞,而各种不同的观点,可以矫正单一督导可能产生的偏见和盲点。受督导者可以有机会向其他被督导者学习如何处理他们的服务个案,可以有机会聆听、分享和学习其他受督导者处理各种问题时的工作经验。团体方式可以提供机会进行充分的角色扮演,节省时间及专业人力。

然而,在团体督导中,每位受督导者接受督导的时间不足,无法对细节进行讨论。受督导者有较多机会隐藏和忽视自己的问题,受督导者也可能会有意无意地与他们竞争,容易产生冲突或出现一些没有价值的观点,团体讨论过程中有时会出现团体动力分散或者"走神"情况,有时又比个案讨论更有趣、偏离主题的情况。团体的隐秘性较低。

(三)同事督导

同事督导是指具有相同需求、观点或技术层次的个人和一群社会工作者,通过个别互惠方式或团体讨论方式进行的互动过程。参与互动的成员不一定来自同一机构或同一工作团队。

1.同事督导的技巧

同事督导,往往没有指定的督导者,团体成员都是以同等地位参与,所有成员都有他们共同缺失和有待学习和加强的地方,团体成员一般是成熟并有工作经验的社会工作实务人员,他们对督导中所讨论的个案能够负责任并有所贡献。每次会议都会推选出一位成员主持会议。同事督导的技巧包括两方面的内容,同事督导团队的组成技巧及组织同事督导的会议技巧。

有关同事督导团队的组成,主要有以下几方面技巧。

注意价值的共同性。不同督导团体成员一般都具有共同价值,但观点可以不同。共同价值使团队成员具有共同的信念和共同的语言,因而容易对话和沟通,但尽量避免团体成员的训练背景(如毕业于同一所学校的社会工作系)和工作形态(如都是从事个案服务)相同,否则这个团体可能因为同质性过高而缺乏不同的观点。

团体成员一般不超过七位,以确保团体有充分的时间进行讨论,满足所有成员的需求,同事督导会议还要清楚了解各位成员的期待,尝试发现潜在或隐藏的团体目标。

团体成员要签订明确的契约,契约必须清楚说明会议召开的周期、地点、每次会议持续时间、会议的程序等,签订契约的成员要有明确的承诺,保证能够坚持参加同事督导会议;同时还要明确成员的角色分工。

注意同事督导会议的反馈,包括对督导的过程进行全面反馈。既可以是正面的,也可以是负面的。每三个月要进行1次全面总结,让团体成员分享在团体中的收获,探讨团体的动态并对契约进行重新协商。

有关同事督导会议组织的技巧,主要有以下几个方面。

设定基本规则,如均衡分配时间给每位成员表达意见和反馈,避免无意义的奖励式意见等。

每一次会议都要安排一段时间,让所有成员表达他们对团体的希望和需求,如需要他人倾听自己的诉说、需要给予回应、希望给予下一步服务的建议、希望得到协助、以便作出选择等。

安排一些非正式交流时间,这些非正式交流时间可以让成员在会议正式程序外,有机会进行更加充分的交流。

2.同事督导的评价

在督导过程中,专家的权威降到最低,没有权威现象;参与者可以在最方便的时间组织和安排督导会议;不需要付费;对于非常有经验的社会工作者,选择同事督导方式更容易有收获。

同时,每位成员都没有最终的权利与义务;参与的成员会彼此避免与他人的争论和对抗;有时参与的成员缺乏必要的经验和技术,无法与他们分享;团体成员有时也会彼此形成同谋。

四、医院社会工作督导的特殊对象——志愿者

医院社会工作中,对志愿者的督导非常常见且非常重要。志愿者督导指的是医院的行

政人员指导、协调、增强和评估志愿者的工作过程。医院社会工作中，对志愿者督导的工作内容主要有以下几方面。

（一）确保志愿者的服务价值

一般而言，志愿者参与服务的动机分为自我取向和利他取向。自我取向的志愿者是希望在服务过程中满足个人的兴趣，能够学习和成长、获得经验、增加社会交往、让自己的人生更有意义等；利他取向的志愿者希望在服务中可以帮助他人、促进社会关怀与社会公正等。因此，志愿者督导要了解志愿者的基本需求，才能在志愿者出现问题，或者产生服务倦怠时，给予必要的协助与回馈，以便维持其持续参与的动机，从而逐步提升其对志愿服务的投入程度，建立对医院和社会的使命意识和责任感。

（二）建立与志愿者的关系与角色

有些志愿者认为机构设置的志愿者督导管理他们，是因为不信任他们可以做好服务，进而产生抗拒督导的心理。因此，志愿者督导和志愿者之间的角色职责和期待需要尽早明确。志愿者督导不能假设志愿者都了解督导的功能和必要性，而是要尽快让志愿者督导和志愿者双方共同确认志愿服务目标和督导工作的目标——为服务对象提供最佳质量的服务，帮助志愿者肯定督导工作的价值。

志愿服务的督导工作虽然在形式上具有上下从属的关系，但实质上，志愿者不是医院正式员工而不必负行政责任，因此正式工作中的授权并不能发挥有效的作用。因此，志愿者督导主要依靠平时与志愿者相互的信任关系，让志愿者对督导的专业能力有信心，相信督导的判断，进而愿意听从督导的建议和调度，更看重志愿者督导法定权力之外的专业权力，以弥补传统权威不足的问题。

（三）做好志愿者和医院的沟通工作

志愿者督导有责任协助志愿者认识医院政策与规则，并遵守规定。不过，为了激励志愿者的积极参与并获得成就感，督导也可以适当让志愿者在符合医院政策和行政程序的范围内进行讨论，来确定其服务方式，并在有必要时进一步提出修正意见。

志愿者督导要做好医院和志愿者的沟通工作，要经常向医院的上层行政管理人员反映志愿者在服务中的情况，建议修改医院不适当的志愿者政策和决策，订制更合适的志愿者服务方案和规则。另外，志愿者督导也要向志愿者传达医院最近的动态和发展状况，使志愿者感到自己是机构的一分子。

（四）提升志愿者的人力资源

志愿者督导在安排工作过程中，不能理所当然地认为志愿者都会接受你的工作安排，征询志愿者的意见是十分必要的，另外，适度地让志愿者参加工作安排，让他们有充分意愿去做，才能够在服务中获得更大的成就。

志愿者督导在日常服务中，要以支持和鼓励的态度审视志愿者在服务过程中发生的问题，并在必要时安排志愿者接受更进一步的专业训练；另外，志愿者督导也要持续提供信息给志愿者，教导其提高工作效率的技巧、改善服务质量的方法。

（五）建立志愿者工作的激励机制

虽然志愿者在开展志愿服务时是处于自愿的状态，但他们很期待得到服务对象或督导的肯定，除了年度正式的奖励与表彰外，志愿者督导要重视日常服务中及时和非正式的表扬与肯定。志愿者督导应该配合机构,客观、明确订立志愿者奖励标准,并印刷成书面资料发给所有的志愿者参考。

如同对志愿者的肯定一样,对志愿者的处罚也要及时,但因为志愿者管理不同于一般的正式员工的管理,而参加服务的又是自愿加入的志愿者,所以志愿者督导对那些工作表现不良的志愿者给予建设性的批评,效果比正式的惩罚要好。

（六）处理志愿者的冲突问题

尽管大家都是从事志愿者的服务,但并不代表他们之间不会存在冲突。志愿者之间的冲突分为"情绪性"和"意见性"两种。意见性冲突有时可以通过争论达到对问题认识的明确与清晰,而情绪性冲突更容易导致更严重的误会。因此,志愿者督导在处理冲突过程中,一定要立场公正并针对具体问题,要注意在处理冲突过程中,是否确实掌握冲突的焦点,是否了解双方的立场,只有这样才可能在双赢的情况下解决冲突。

第四节　医务社会工作研究

社会工作研究,学者的理解各有不同。有的学者从研究的对象上强调为社会工作领域的现象。也有的学者把它理解为针对社会工作专业的本质,为了发展社会工作而从事的研究。尽管对社会工作研究的界定比较多元,但大家都认同社会工作研究是社会工作的重要部分,也是社会研究的有机组成。医务社会工作研究是社会工作研究的一个实务方向,主要研究对象为医务社会工作理论与实务过程中遇到的问题进行研究,最终让该领域的理论与实践工作者受益。

一、医务社会工作研究的特性与目的

医务社会工作是社会工作专业领域中专业性最强,涉及领域最广泛的,因此医务社会工作的研究具有特殊性。

（一）医务社会工作研究的特性

医务社会工作研究属于社会工作研究的一个领域,具有显著的特殊性。

1.研究对象的特殊性

研究对象是医务社会工作过程中出现的各类困境与问题,目的是提升医务社会工作品质,关注医患沟通、医疗机构管理、医护人员自我发展、患者特殊需求等医务社会工作中不可回避的问题,最终让医疗机构、医护人员、患者及其家属、社会工作者等相关人员获益。

2.研究视角的特殊性

社会工作研究作为社会工作的组成部分,主要采用社会工作视角探索问题。医务社会工作研究应该以帮助社会上因疾病而处于弱势地位的个体、群体或社区,解决困难,预防问题发生,恢复、改善和发展其功能,以适应和进行正常社会生活的服务活动。

3.在社会工作伦理指导下进行研究

医务社会工作研究作为社会工作的有机组成部分,一方面必须遵循社会研究的知情同意等伦理,另一方面必须在研究设计、资料收集和分析、成果应用中彰显社会工作伦理。在整个研究过程中,社会工作研究应该始终尊重研究对象的价值与尊严,公正待人。尤其在医务社会工作研究领域中,研究的对象与过程往往涉及医疗体制改革深层次的问题,相对于其他社会工作研究应具有更高的伦理要求。

4.研究目的的特殊性

社会工作研究的目的在于促进医务社会工作实务及提升理论,最终推进服务对象的整体福利。从研究目的看,医务社会工作研究并不只是完成其他社会研究的各阶段任务,在临床层面或宏观层面推动医务社会工作实务也是研究的主要目标之一。社会工作研究应该有助于解决问题、改善解决问题的技巧及增进服务功效,从而真正对服务对象有所帮助。

(二)医务社会工作研究的目的

医务社会工作研究作为社会工作的重要组成部分,不但具有社会工作的功能,而且具有自身的功能,医务社会工作研究的功能主要集中在对社会工作本身的促进和对社会工作所在环境的优化。具体表现为以下几点。

1.改善实务过程

医务社会工作研究可以了解服务对象的问题和需要,发现其原因机制,把握其可控原因。如患者与医生之间的不良沟通问题,研究者可以通过对医生和患者的访谈,达到对问题现状深度、客观的了解并发掘原因,研究者可以在此基础上,梳理类似事件的形成机制,从而制订各阶段的有效干预措施。医务社会工作研究可以协助医务社会工作者在服务执行中把握动态信息,及时分析现有资料,调整服务方案,从而保证达到服务目标,提高服务质量。医务社会工作研究还可以发现社会工作服务过程中的有效服务经验,形成研究成果,进而从更高层次上指导整个医务社会工作实务活动。

2.完善策略模式

医务社会工作研究需要依托具体的工作模式,如个案工作中的理性情绪治疗法,小组工作中成长小组、社区工作中的地区策划模式等,依托社会工作研究对实务进行反思,可以发现其策略模式在实际应用时的适用范围和条件,从而进行局部修正以适应具体实际需求。

3.发展专业理论

医务社会工作研究可以检验医务社会工作理论。在社会工作早期,社会达尔文主义占据主导地位。正是对贫穷现象的不断研究,才得出"社会因素导致贫困"的说法,并对社会政策和社会工作模式产生影响。与此同时,医务社会工作研究也可以对实践中诸多细节进行提炼整合,凝练出某种理论。事实证明,社会工作理论大多来自对实践的研究和总结,社会工作范畴的完善、丰富和进步都以社会工作研究为基础。

4.协助医务社会工作者增能

通过医务社会工作研究,尤其是那些与医务社会工作实务紧密结合的研究,作为研究者的社会工作者能进一步领悟专业伦理,演练实务技术,使其知识、能力和素养及综合素质得以提升。

5.优化社会环境

社会工作研究的进行和深化、研究成果的公开和应用,有利于社会各界对社会工作尤其是医务社会工作的了解、理解、认同和支持,有利于社会工作者和社会工作机构获得更好的社会声誉和专业形象,社会工作也因此会建立起其发展所必需的外在环境。

二、医务社会工作的研究过程

作为一种系统的、科学的认识活动,社会工作研究遵循着一套比较固定的程序。从大的方面看,我们可以将社会研究的过程分为五个阶段。

(一)选择问题阶段

对于社会研究者来说,选择一个合适的研究问题并非一件十分简单的事情。从程序上看,选择研究问题是一项社会研究活动的起点,是整个研究工作的第一步。研究问题一旦确定,整个研究活动的目标和方向也就随之确定。有众多的因素决定和制约着研究问题的选择。这些因素包括研究者的理论素养、生活阅历、观察角度、研究兴趣,也包括他所处的社会环境、他所具有的客观条件等。研究问题选择得如何,在一定程度上决定着整个研究工作的成败,决定着研究成果的好坏优劣。因此,应当对选题阶段的工作给予高度的重视。选题阶段的主要任务包括两个方面。

1. 选取研究主题

即从医务社会工作中存在的大量现象、问题和领域中,根据研究者的兴趣、需要与动机确定一个研究主题,如医患关系、患者的社会支持网络、医院志愿者的积极性问题、医疗团队的能力提升等。

2. 形成研究问题

即进一步明确研究的范围,集中研究的焦点,将最初比较含糊、比较笼统、比较宽泛的研究领域或研究现象具体化、精确化,将其转化为既有价值又有新意,同时还切实可行的研究问题。

一般来说,我们首先选取一个研究主题,然后在这一主题领域中,选择和形成一个研究问题。这一过程既是一种包含着从一般到特殊的"过滤"过程,也是一种从模糊到清晰的"聚焦"过程。

(二)回顾文献

在社会工作研究过程中,回顾文献是一个必不可少的步骤,一般来说,回顾文献主要有三大作用:①使研究者详细了解研究课题所在领域的学术成果;②为研究者形成自己的研究思路和研究方法提供启示;③可以帮助研究者构建理论框架,在更大的理论背景和研究背景下分析、解释自己的研究成果。

可供研究者查阅的文献有很多,学术论文和研究报告是社会研究查阅最多的文献,研究者可以使用各种检索工具查找自己所需要的文献资料。其他文献形式主要有著作、统计资料、统计年鉴和档案资料等。还有一种方法即在已阅读的规范性学术论文所附的参考文献或注释中寻找更多文献。

回顾了大量的文献以后,选择文献可遵循以下标准:研究的相关性,即所选择的文献是否与所研究的课题相关;发表的时间,相对而言,相关文献发表或出版的时间越近,其价值越高;学者的学术地位。当然这一标准并不是绝对的。选用学术刊物上发表的论文、研究报告等文献,尽量不要使用一般报刊发表的文献或在因特网上的文章。发表的刊物或出版社,在国家级出版社、一流大学出版社出版的专著、学术价值也较高。

(三)研究设计阶段

如果说选择研究问题的意义在于确定研究的目标和方向,那么研究设计阶段的全部工作就可以理解成为实现研究的目标而进行的道路选择和工具准备。

所谓道路选择,是为达到研究的目标而进行的研究设计工作,它涉及研究的思路、策略、方式、方法及具体技术工具等各个方面。从研究目的、研究的用途、研究方式、分析单位,直到具体的研究方案。就像实施一项工程之前必须进行工程设计一样,要保证一项社会研究工作的顺利进行,保证研究目标的完满实现,也必须进行周密的研究设计。

所谓工具准备,主要指的是对研究所依赖的测量工具或信息收集工具,如问卷、量表、实验手段等的准备。当然,这种准备工作还包括对社会研究中各种信息的来源——研究对象的选取。

(四)研究实施阶段

这个阶段的主要任务就是具体贯彻研究设计中所确定的思路和策略,按照研究设计中所确定的方式、方法和技术进行资料的收集工作。因而有的书中也将此阶段称为资料收集阶段。这个阶段的主要特点是:研究者往往要深入实地,要接触被研究者;或者要设计出实验环境,实施实验刺激和测量;或者要收集大量的文献资料。在这一阶段中,所投入的人力也最多,遇到的实际问题也最多;因此,需要很好的组织和管理。另外需要注意的是,由于社会现象的复杂性,或者由于现实条件的变化,我们事先所考虑的研究设计往往会在某些方面与现实之间存在一定的距离或偏差,这就需要我们根据实际情况进行修正或弥补,发挥研究者的灵活性和主动性。

(五)资料分析阶段

资料分析阶段也称为研究阶段。这一阶段的主要任务是对研究所收集到的原始资料进行系统的审核、整理、归类、统计和分析。就像从地里打下的粮食,要经过很多道工序的加工才能最终成为香甜可口的食品一样,从现实社会中所得到的众多信息和资料,也要经过研究者的各种"加工"和"处理"才能最终变成研究的结果和结论。这里既有对原始数据资料的清理、转换和录入等工作;也有对原始文字资料、图片资料、音像资料等的整理、分类和加工工作;既有对数据资料进行的各种定量分析,也有对定性资料进行的综合、归纳和解读分析。

(六)得出结果阶段

这一阶段的任务主要是撰写研究报告,评估研究质量,交流研究成果。研究报告是以文字和图表将整个研究工作所得到的结果系统地、集中地、规范地反映出来的形式。它是社会研究成果的集中体现。而撰写研究报告也可以说是对整个社会研究工作进行全面的总结。从研究的目的、方式,到资料的收集、分析方法,到研究得出的结论、研究成果的质量,都要在研究报告中进行总结和反映。同时,还要将社会研究的成果以不同的形式应用到社会实践中去,真正发挥社会研究在认识社会现象、探索社会规律中的巨大作用。

三、医务社会工作的研究方法

(一)问卷调查

问卷调查是定量研究的重要方法,可以用来收集开展宏观社会工作所需要的基本资料,从而完成需求评估,了解医务社会工作介入的工作效果等。

1. 基本含义

问卷调查就是依托问卷,针对取自某种社会群体的样本,收集资料,并通过分析来认识社会现象的调查方法。其形式是精心设计问题表格,并以此来测量人们的行为、态度和状态特征。

根据填答方式,问卷可以分为自填问卷和访问问卷两种。

自填问卷在收集资料时由被调查者填写答案。其问题和答案应用词精准和通俗,题型不要过于复杂,题量不要过大,版面设计要有利于激发被调查者的兴趣。如研究者要了解志愿者对目前医院管理的意见时,就可以发出问卷,由参与者自行填答。

访问问卷在收集资料时由访问员向被调查者提问并记录其回答,适合于被调查者文化水平不高、调查问题较为复杂的情况,但不太适合了解敏感性问题。

2. 问卷的结构

一份规范完整的问卷包括标题、封面信、指导语、问题及答案、编码等组成部分。

标题就是问卷的名称,位于问卷首页首行居中位置,如整形外科患者服务需求调查问卷。封面信是研究者致被调查者的信息,旨在说明研究者的身份、研究的目的和内容、对象的选取方法、保密原则,并署明研究机构。封面信应语言精练,内容明确简洁。指导语旨在说明问题细节及回答要求,有不同形式,如"以下题目只能选择一个答案""请在最符合您情况的选项前划圈",指导语用来帮助被调查者更顺利的填写问卷。问题及答案是问卷的核心,问题有态度、行为和状态三种,态度说明对问题的看法,如"你对医务社会工作服务的满意度如何?"行为代表实际行为状况,如"您主动找过社会工作者吗?"状态涉及人口社会特征、个人经历及其他信息。编码就是给问题及答案以数字作为其代码。如用数字"1"代表"男性",数字"2"代表"女性"。

另外,问卷还包括问卷编号、被访人联系电话、访问员签名、访问时间、结束感谢语等。

3. 问卷设计

问卷设计有其原则、步骤和要求,只有把握这些,才能编制出高质量的调查问卷。设计问卷一般考虑以下原则。

问卷要有可信度与效力。可信度即其测量不受时间、地点和对象变化的影响,能较稳定的反映被调查者的情况;效力即每个问题都能较好地提示所测变量的实际情况。

考虑研究目的或研究类型。描述性研究的问卷应多围绕基本问题展开,解释性研究的问卷要围绕研究假设展开。

问卷要以回答者视角为主,关注其教育程度及语言习惯,避免过长和复杂,卷面要简洁明快,让回答者容易理解。

考虑问卷的障碍因素,如被调查者是否愿意、是否有能力回答等。

整合研究目的、内容、样本特征和资料处理方法等因素,保证调查的可行性。

(二)访问法

1. 访问法的含义

访问法是研究者探访被研究者并通过问答获取资料,其特点主要有以下几方面。访谈中双方直接互动,互动的过程是可控的。访谈过程中访谈者可以直接观察受访者的行为,确定受访者回答的有效性,并且在提问时对提问的顺序、语气、表情进行控制,同时判断出受访者的回答是否切题,是否受到周围环境的干扰。如果受访者回答不切题或对所问的问题有异议可以重复提问,并在允许的范围内做适当的解释;如果受访者在回答问题时受到周围情境的干扰,访谈者可以采用适当的方法排除干扰,创造一种适宜受访者回答问题的情境;如果发现受访者不愿回答这个问题,可以采取迂回等技巧达到调查的目的。由于访谈过程是访谈者与受访者相互作用的过程,互动中无论是受访者还是访问者都可能存在偏见与错误,由此影响资料的收集。

2.访谈法的类型

访谈因研究的目的、性质或对象的不同而有不同的方式。例如,根据访谈中访问者与受访者的交流方式,可分为直接访问和间接访问,前者是访问双方面对面的交谈,后者则是通过电话或其他媒介进行的交谈。根据一次被访问的人数,访问又可分为个别访问与集体访问。目前社会研究中广泛采用的是按照对访问过程的控制程度进行的分类,按照这一分类方式,访问可分为结构性访问与无结构性访问。

(1)结构性访问。结构性访问又称标准化访谈,它是一种严格控制的访问,访谈者按照事先设计的、有一定结构的访问问卷进行访问。它的特点是访问对象是按照一定的方式选取的,访问的过程是高度标准化的,即对所有受访者都按统一的方式提问,再按统一的方式记录,连提问的顺序一般也不做改动,即使要做某些解释,也有适当的解释范围。

(2)非结构性访问。非结构性访问又称非标准化访谈,是指没有统一标准,只按照访谈提纲,围绕主题由访谈者与受访者自由交谈的一种访谈方式。

(三)观察法

1.观察法的概念

观察法是观察者直接感知与记录正在发生的一切与研究目的有关的社会事实的一种调查研究方法。它的主要特点是有以下几方面。

观察对象是处于自然状态下的正在发生的社会事实。观察法是一种现场法,观察者对被观察者的活动不加干预,对于影响被观察者的各种社会因素也不加干预,被观察者生活在自己熟悉的情景之中,作出的反映真实、自然,减少了在人为控制下发生的偏误。这种情况下,观察法获得的一般都是感性的第一手资料。

观察容易受人为因素的影响。被观察的社会事实往往是纷繁复杂、瞬息万变的,而我们的感觉器官和神经系统难以同时接受、分辨、传导、加工多种信息,常常会遗漏掉某些信息。

由于对环境无法控制,影响观察效果。对于不能预见的、突发的社会事件无法观察,如交通事故、犯罪行为、自然灾害等。对于影响社会现象的多种因素无法控制,当它们交织在一起,就难以分清现象的因果关系,许多现象也无法重复观察,从而降低了观察的可信度。

样本小,难以进行数量化研究。由于观察需要大量的准备时间,因此只能对少量对象,在有限的时空中进行观察,往往就使观察结果无法对比,很难检验。同时,观察主要针对现象的特征表现,一般难以把资料数量化进行编码,这就决定了观察法多数是定性的而很难是定量的。

2.观察者的角色

观察法的最主要特征就是让社会事实尽量处于一种自然状态进行中。所以观察者必须仔细考虑自己以什么身份出现。根据参与的程度,我们将观察的角色分为:完全参与者、公开参与者、不公开非参与观察、公开非参与观察。

观察者公开自己的身份但不参与其中活动时,这种观察因为公开观察者的身份,虽然使被观察者产生戒备心理,破坏了事物的自然进程,但观察者保持了客观立场,不易受情感、群体意识的影响。观察者不公开身份进行研究时,比较容易得到真实的资料,但往往会受到道德和伦理上的责难。

(四)行动研究

"行动研究"源于第二次世界大战时期美国社会工作者柯立尔、社会心理学家勒温等人对社会科学研究的反思,目前已经成为社会工作研究和社会工作实务的重要方法。

1.基本内涵

在行动研究方法中,被研究者不是简单的作为研究对象,而是与问题有关的所有其他人员一起参与研究与行动,并将研究发现直接应用于行动,对问题情境进行全程干预,进而提高自己改变社会的实践能力。行动研究有"对行动进行研究""为行动而研究""在行动中研究"和"由行动者研究"等几层含义。

行动研究有以下几个特点:①目标在于解决实践问题,改善实践本身和优化实务工作者的工作情境,而不是理论建构;②对象是行动者的实践情境;③研究者就是实务工作者,他们通过研究与行动的配合,提高改造社会实践的能力;④研究方法兼用量与质的方法,但偏向定性研究;⑤研究过程是研究者与行动者伙伴式合作,实务工作者是主要研究者,学者专家则担任辅导和咨询顾问的角色;⑥研究成果的应用者就是实务工作者和研究者自身,并体现出即时性,也因其情境特性而不做推论;⑦研究效果在于解决实践问题,促进实务工作者的自我反省和自我教育,增强其实践能力,实现其专业成长和全面发展。

从研究范式层面而言,行动研究体现为一种过程,关注行动中的深层次信息,注重描述和分析行动对象自身的特性而不做推论。因此,行动研究更有定性研究的特性。

2.类型

关于行动研究的类型,可以根据如下不同视角进行划分。

按照研究侧重点分类,行动研究可以归纳为三种类型。

(1)行动者用科学方法对自己的行动进行研究。这种类型强调使用测量、统计等方法来验证理论假设,结合自己实践中的问题进行研究。它可以是小规模的实验研究,也可以是大规模的验证性调查。

(2)行动者为解决自己实践中的问题而进行的研究。这种类型不仅使用统计手段,而且需要参与者个人的资料,以解决实践中行动者面临的问题。

(3)行动者对自己的实践进行批判性反思。这种类型强调以理论的批判和意识的启蒙来改进行动。

根据参与者对自己行动所作的反思,行动研究可以分为三类。

(1)"行动中认识",对实践者例行式行动进行的研究,通过观察和反思了解其无法清楚地用语言表达的内隐性知识。

(2)"行动中反思",对特定情境进行反思式交谈,促使参与者将思考转换为行动,比较不同策略,提炼相同因素,排除不恰当做法。

(3)"对行动进行反思",参与者用口语明白地建构或形成知识,把自己抽离出行动,对自己的行动进行反思,从而强化了他们对自己行动的细微分析,将其内隐知识明朗化。

根据参与研究的成员成分,行动研究可以有三种模式。

（1）合作模式，研究者与实务者合作，共同参与整个研究过程。

（2）支持模式，研究动力来自于实务工作者，他们提出问题，自己决定行动方案，专家则作为咨询者协助他们形成理论假设，计划具体行动及评价行动结果。

（3）独立模式，实务工作者独立研究，摆脱研究理论和实践规范的限制，对自己的研究进行批判性思考，并采取相应行动改造社会现实。

3. 行动研究的评价

行动研究将研究和行动进行整合，克服了其他研究理论和实践脱节的不足。在研究过程中，将策划、行动、考察、反思等视为循环往复的过程，强调研究者与被研究者之间的伙伴式工作关系，分享彼此的感受和经验。这种方法与社会工作的价值伦理比较一致，因此，在社会工作研究和实务中受到了较广泛的关注。

课后思考

1. 你如何理解我国越来越多的医院设置了医务社会工作岗位？

2. 假如你是一名医务社会工作者，请问如何履行岗位职责？

3. 你觉得医务社会工作者应该如何处理与志愿者之间的关系？

4. 如果你需要接受医务社会工作者的督导，你会选择哪种方式，为什么？

5. 医务社会工作研究的特殊性表现在哪些方面？

案例讨论

1. 深圳的小龙飞（化名）是一个患有白血病的 8 个月男婴，在诊断和治疗后家境陷入极度贫穷状态，父母将小龙飞遗弃在深圳医疗机构中，深圳爱心人士组成爱心妈妈团队，轮流照顾小龙飞，期间有的爱心妈妈累倒，仍然坚持积极寻找家属及筹募资金。在经过派出所、媒体、爱心人士多方寻找后其父母回到医院照顾，小龙飞病故后所获捐款剩余 17 万，转交给中国儿童希望救助基金。

请从上述案例中分析医务社会工作者应扮演的专业角色及医务社会工作者与医院志愿者之间的工作模式。

2. 小张是一家三甲医院的医务社会工作者，由于刚参加工作，每天都要面对大量的疾病、痛苦、纠纷、死亡等负面信息，她的内心时常涌现恐惧、不安、内疚等情绪，这大大影响了她的工作积极性和效率，如果你是一名医院社会工作督导，你将如何对其进行督导？

参考文献

[1] 郭永松,李平,张良吉,等.医务社会工作者的岗位设置与专业要求研究[J].中国医院管理,2009,29(3):13-15.

[2] 刘斌志.我国医院社会工作部门的设置与功能运用[J].中国医院管理,2007,27(9):12-14.

[3] 刘继同.转型期中国医务社会工作服务范围与优先介入领域研究[J].北京科技大学学报:社会科学版,2006,22(1):6-12.

［4］ 香港社会服务发展研究中心.内地社会工作实务手册:香港督导经验汇编［M］.广州:中山大学出版社,2013.

［5］ 陈为雷.社会工作行政［M］.北京:中国社会出版,2010.

［6］ 民政部社会工作司.社会工作与志愿服务关系研究［M］.北京:中国社会出版社,2011.

［7］ 孙秋英,顾玲,等.康复医学团队精神与建设［J］.中国康复医学杂志,2005,(20):369－370.

［8］ 卫生部人事司.中国医院社会工作制度建设现状与政策开发研究报告(摘要)［J］.中国医院管理,2007,(11):1－3.

［9］〔美〕洛伊斯・A・考尔斯.医疗社会工作保健的视角［M］.2版.刘梦,王献蜜,译.北京:中国人民大学出版社,2011.

［10］ Alfred K. , Daniel H.. Supervision in Social Work［M］. Bejing:China Renmin University Press,2008.

［11］ Ross J. W.. Redefining hospital social work:an embattled professional domain［J］. Health & Social Work,1993,18:243－247.

［12］ Ruster P. L.. The evolution of social work in a community hospital［J］. Social Work in Health Care,1995,20(4):73－88.

［13］ Lois C. ,Lefcowitz A. ,Myron J.. Interdisciplinary expectations of the medical social worker in hospital setting［J］. Health and Social Work,1992,17(1):57－65.